【口絵①】ウォーターピック（WP）でプラーク（歯垢）を除去

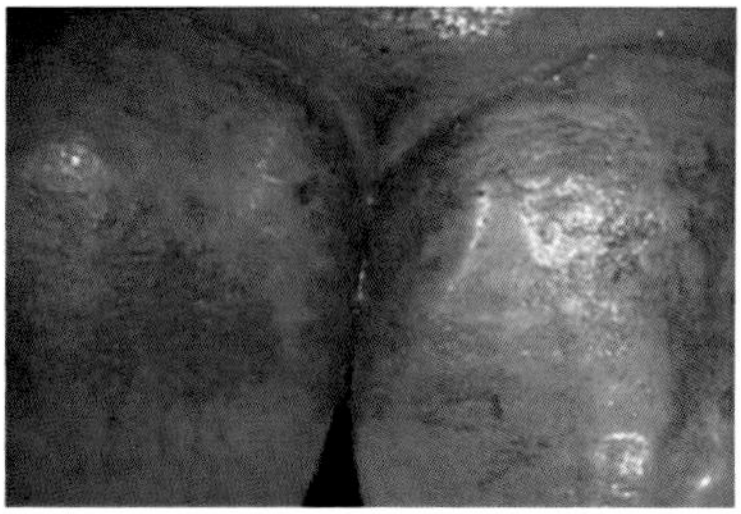

上顎の前歯の写真です。上はプラークが歯頸部、歯間部に付着しています（染め出しにより青色に）。下はその歯に WP を使ったあとです。プラークはキレイに取れています。このように歯頸部、歯間部のケアは WP だけでクリーンになります。また５秒ほどしかかかりません。歯茎は擦る時間が長いほど傷付きやすくなります。右は使用した WP です。

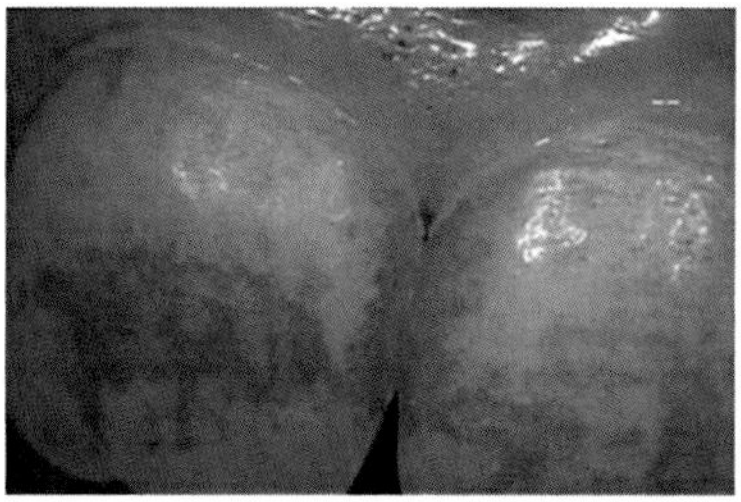

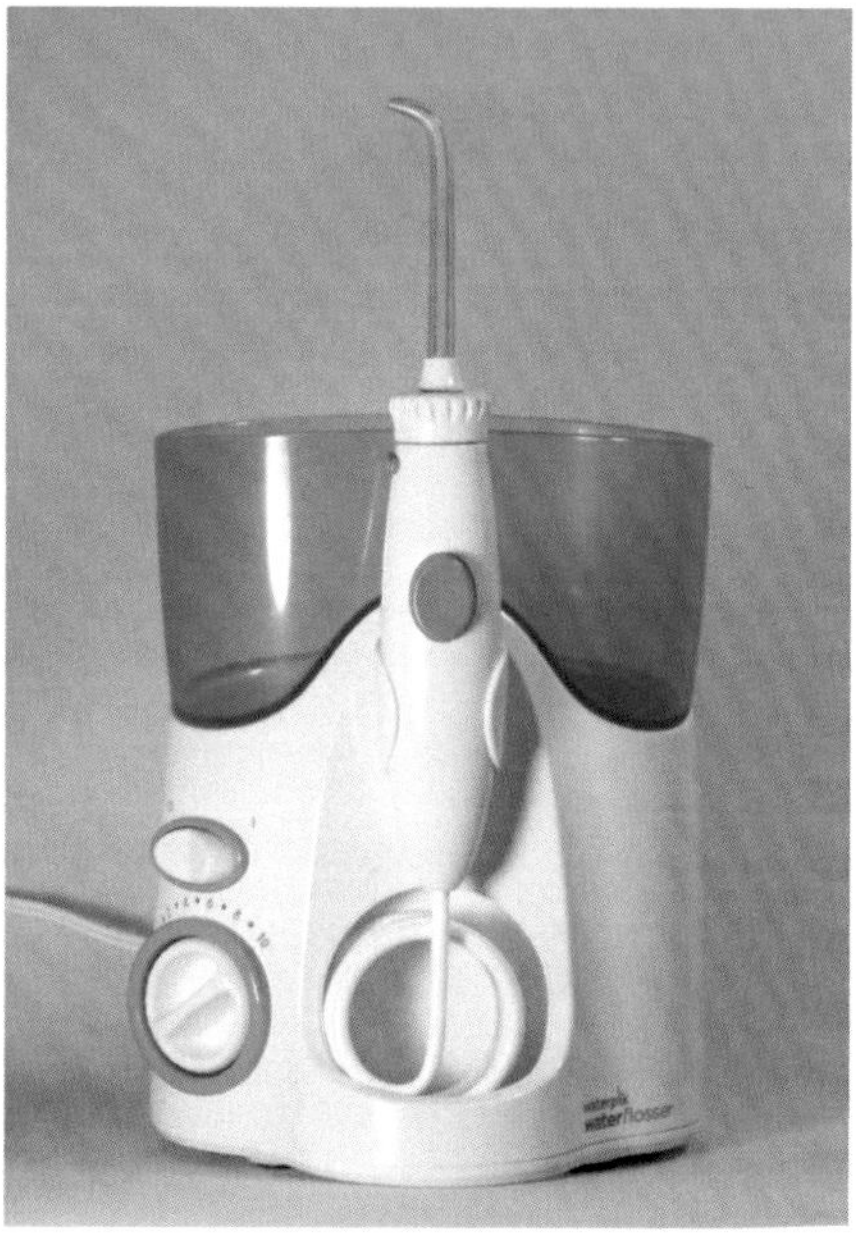

ウォーターピック

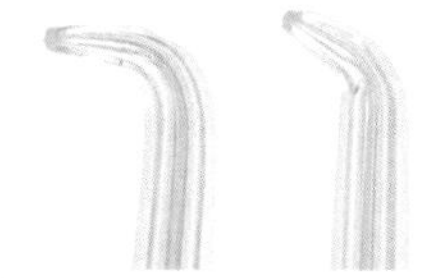

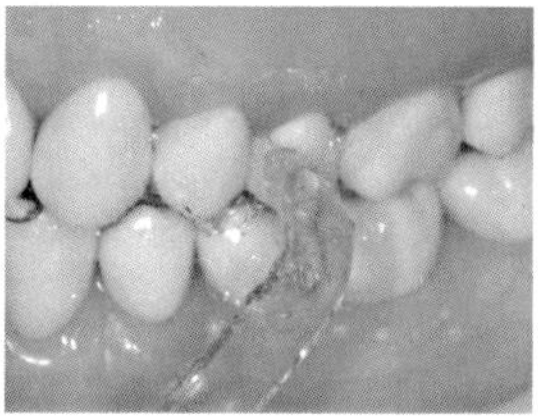

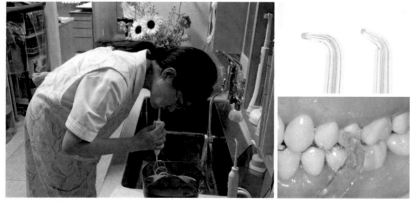

左は WP を使用している様子です。ブルーのタンクにぬるま湯を入れ、脈動性ジェット水流で歯頸部や歯間部のプラークを落とします。右上は 90 度に曲げたジェットチップ（左）の先端。右下は歯の模型を使ったチップの当て方。

【口絵②】ウォーターピックで歯肉溝がキレイに！

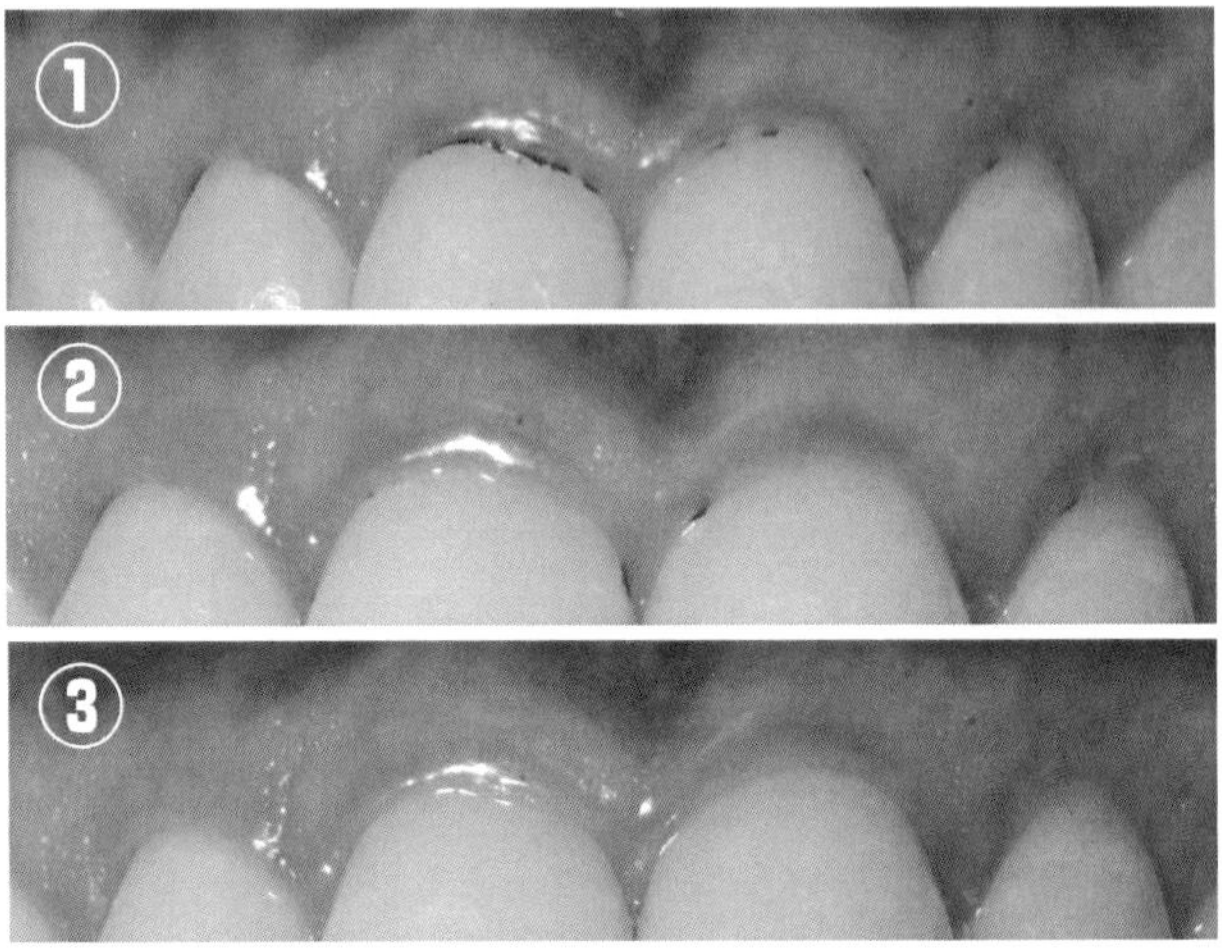

①歯肉溝に入れた青のりとナッツの皮
②音波式電動歯ブラシで 20 秒間のブラッシング
③ WP で 20 秒間洗浄
このように、音波式電動歯ブラシは 1 分間に 31,000 回高速振動し、手磨きの 10 倍のプラーク除去能力があっても歯肉溝のケアは WP でしかできません。歯頸部中心に注意深くご覧ください！

【口絵③】ウォーターピックの効果例

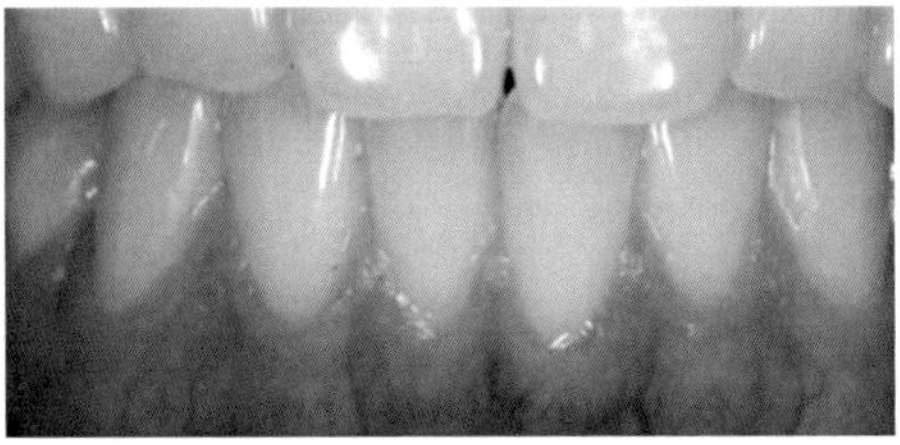

▲30分のブラッシング

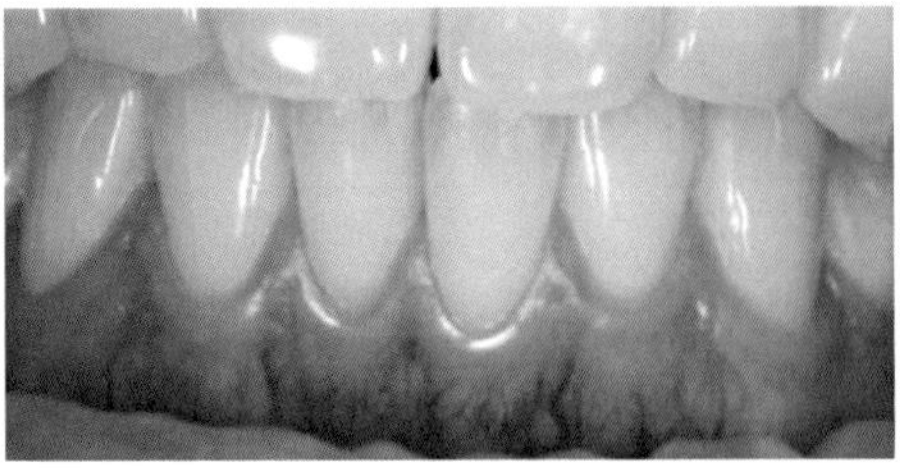

▲3分のブラッシング＋WP

上の写真は 30 分も毎朝ブラッシングをしていた状態。歯は光り歯茎は傷が付いています。下の写真はブラッシングを 3 分にして WP を使い出して 10 週後です。歯茎ラインがキレイになり、歯の間もキレイです。

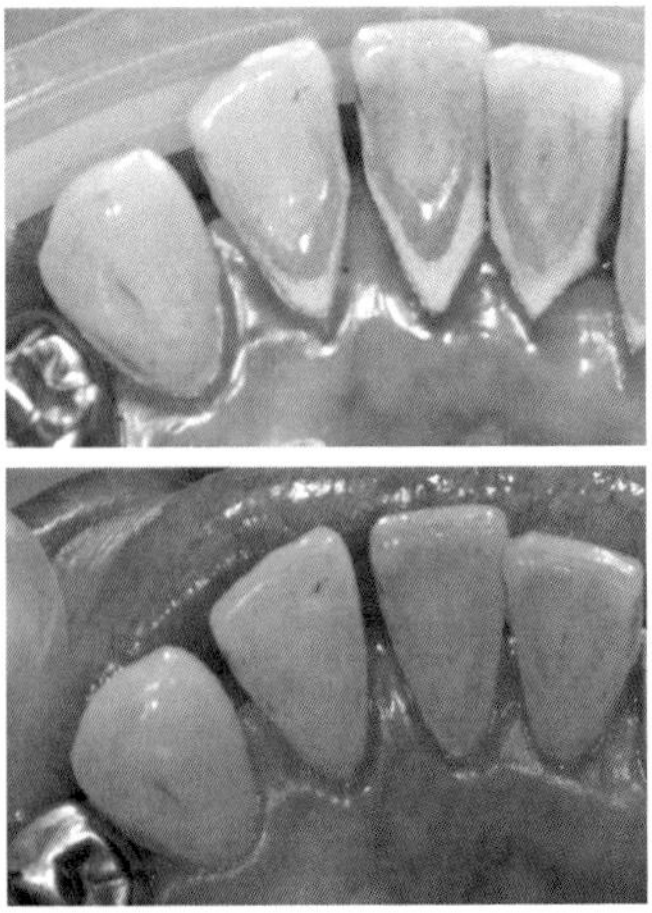

下顎前歯の内側です。上の写真は初診時です。歯石が付いています。また歯茎が腫れているのが分かります。歯石を除去し、歯ブラシの他に WP を使うようにしてもらいました。下の写真は 5 週目です。歯茎の腫れはとれています。WP は脈動性の水流ですので、マッサージ効果も出ます。

【口絵④】オーバーブラッシング(磨き過ぎ)による歯肉の退縮

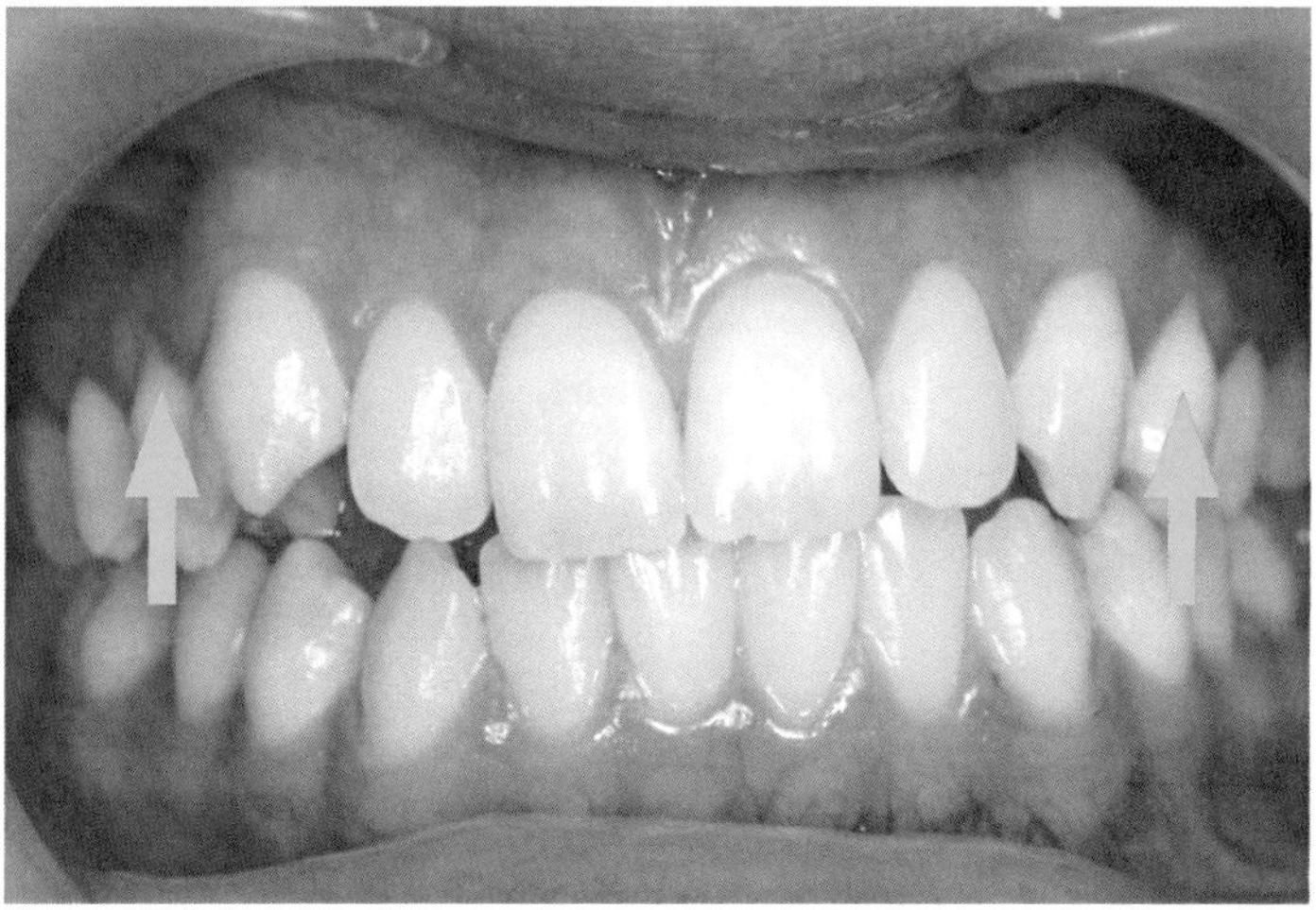

15 歳の男児です。虫歯は一本もありません。就寝前と朝食後の熱心なブラッシングでプラークはほとんどありません。しかし歯茎が下がり出しているため、歯が長く上顎第１小臼歯に強い歯肉退縮が診られます。

【口絵⑤】オーバーブラッシングで歯の表面が減り出した例

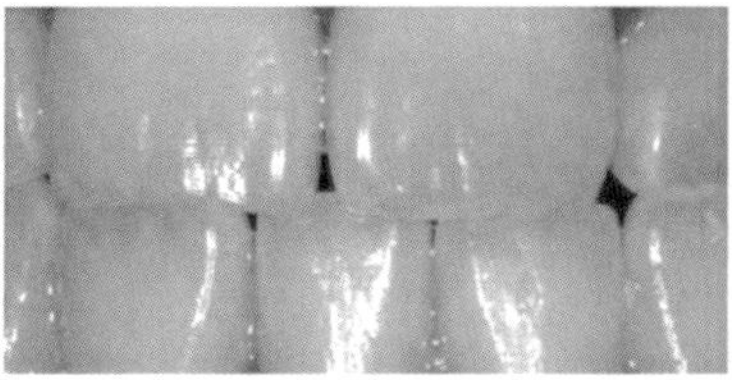

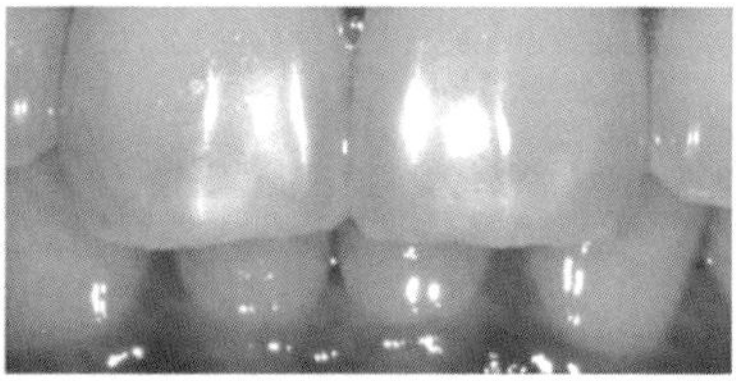

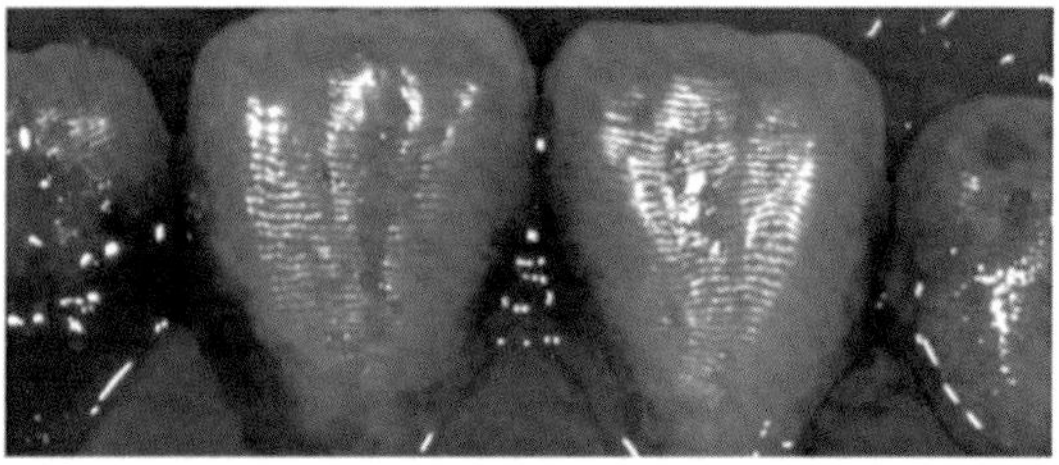

下段の写真は９歳の男児の下顎の前歯の表面です。凸凹(でこぼこ）し、横に幾つもの線が走っているのが分かります。これは歯の発生段階で歯の頭から順にエナメル質が出来上がってくるので起こります。「周波条」と言います。

上段の左右２枚の写真は、同じ20代の女性です。左は凸凹し周波条もわずかに観察されます。右は全くなくなっています。硬いエナメル質ですが、毎日のブラッシングには負けてしまいます。そのうち象牙質の黄ばみが透けるようになります。
「歯の表面が光っている。」一見よいことではと思われますが、エナメル質が減り出しています。

【口絵⑥】楔状欠損の歯

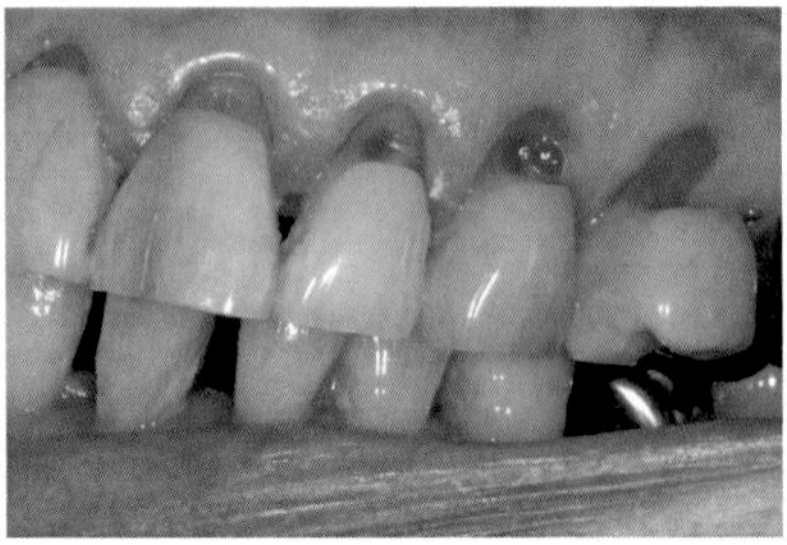

長年横磨きしたことにより、歯の付け根が楔のように減っています。エナメル質下層の象牙質虫歯にもなっています。一生懸命ブラッシングしていたために起こった症状です。

【口絵⑦】歯間部の磨き方「トゥースピック法」

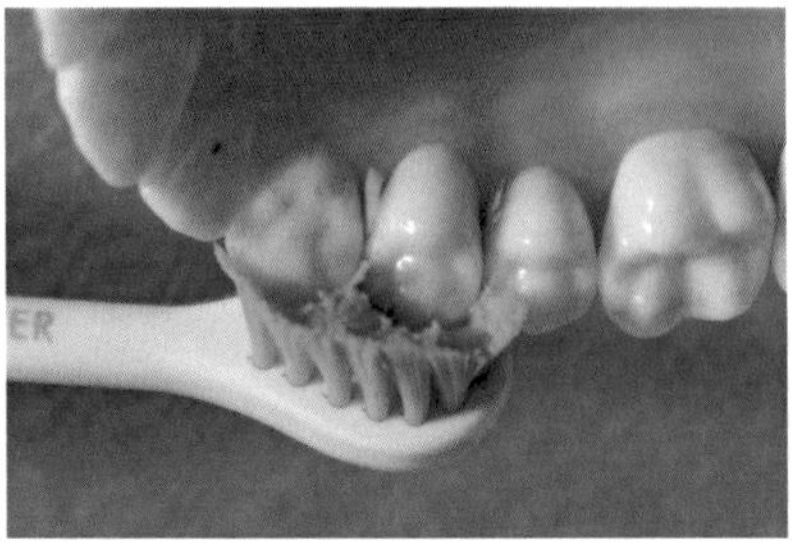

歯ブラシの毛先を歯面に当て、歯冠方向45度くらいにすると毛先が歯間部に入りやすく、歯肉を痛めません。歯間ブラシの役目も果たします。

【口絵⑧】親知らずの移植

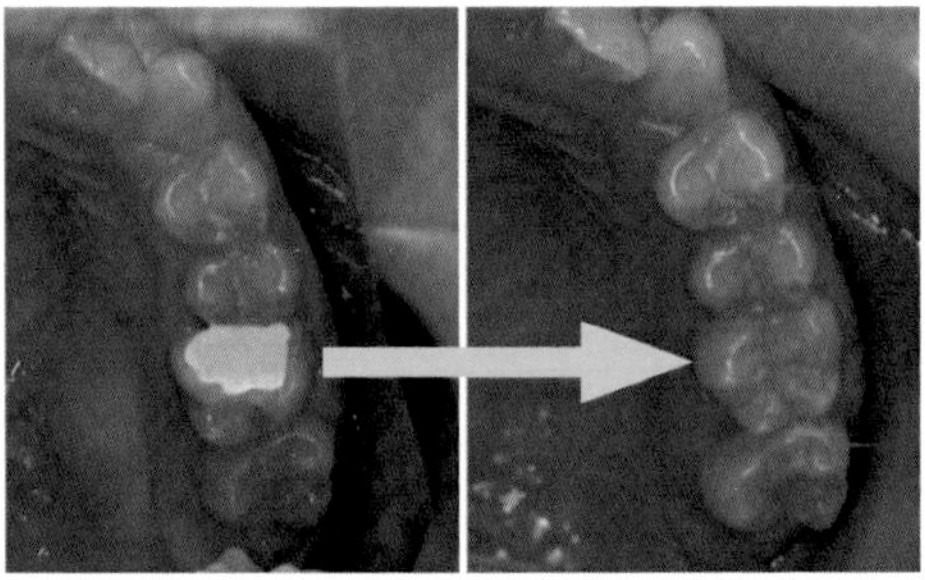

17歳女性。左上の第1大臼歯を抜歯後、同側上の埋状の親知らずを移植した症例。ドナー歯は根未完成歯のため生着もよく、既存の歯と形態もほぼ一緒で、2ヵ月ほどで軟らかい物でしたら咀嚼も可能になりました。

【口絵⑨】歯がすり減ってしまう「トゥースウエア」

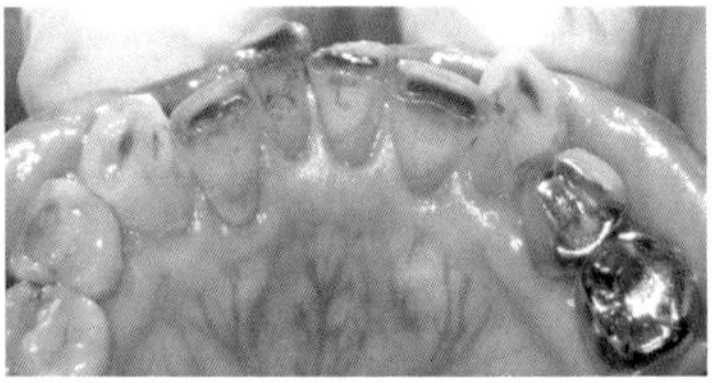

歯の摩耗、咬耗、酸蝕、小破折といったことで歯が擦り減った「トゥースウエア」の状態。下顎前歯の切端部が減り象牙質が露出し、象牙細管に虫歯菌が感染し深く進行しているのが分かります。

【口絵⑩】ウォーターピックの効果

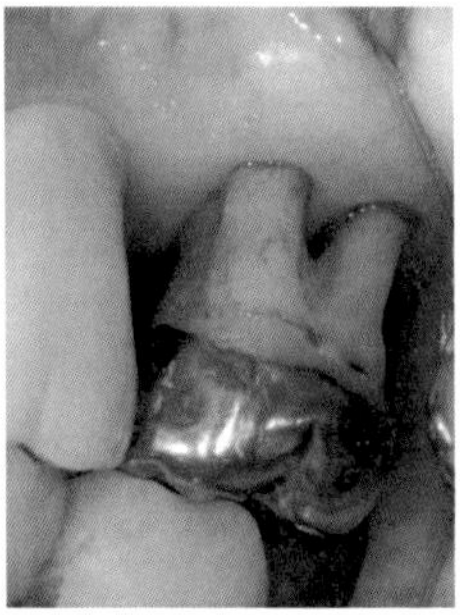

歯周病で歯茎が退縮し、歯根が露出した第2大臼歯。親知らず手前の上顎の歯です。根が3本に分かれていることから、根の間を歯間ブラシも通すことはできません。WPで難なくケアでき、WPでしか残すことができない歯の状態です。WPの使用で歯茎の炎症はありません。

人生100年時代の健康長寿
新しい考え方の口腔ケア
―生涯現役―

庄内晃二
札幌「庄内歯科医院院長」

尊敬する先輩へのエール

本間　憲章（医療法人社団　本間歯科　理事長／日本メタルフリー歯科学会　理事長）

庄内晃二先生から「本を書くので、推薦文（寄稿文）を書いてくれないか」とのメールをいただいたのは、診療所の薔薇の蕾が色づき始めた頃でした。尊敬する先輩の書籍に、僕が何か書くというのは恐縮していますが、僕と先生との出会いからを書けば先生のお人柄が分かり、長い臨床経験から書かれた素晴らしい内容の書籍だということを、誰しも理解できるのではと考えた次第です。

日本歯科大学へ入学し、歯科医への道の第一歩を歩みだした学生時代、スキー部に入部しました。そこで出会ったのが庄内先生です。体育会の運動部によくありがちな怖い先輩たちの中で、時には厳しく、時には優しく指導してくださったのが、庄内先生でした。先生は全日本歯科学生スキー大会では優勝や上位入賞も多く、大変な活躍もされました。まさに部員一同の憧れの存在でした。

その競技スキーの技術は今なお健在で、全日本歯科医師スキー大会に出場して見事な滑りをしては、周囲を驚嘆させています。まさに「歯科医スキー界のレジェンド」と言われるほどです。

庄内先生は大学卒業後、日本歯科大学大学院歯科口腔外科学教室へ入局されました。当時の主任教授は、宇賀春夫教授という大変厳しい名物教授でありました。僕が病院実習で各科を回っていたときのこと。口腔外科の実習では、広い診療室の空気がピーンと張りつめ、全体を見渡せる大きな机に座っている宇賀教授の姿と、医局員全員が大変な緊張感の中で見事な動きで診療していた様子は忘れることができません。庄内先生もその中で実にカッコよく動いていました。

「口腔外科を勉強しよう」と、僕の心を動かしてくれたのも先生です。結果的に母校を離れ、東京女子医大口腔外科学教室へ進みましたが、そのきっかけは庄内先生であったと感謝しています。

さて、その庄内先生がふるさとの札幌市で歯科医院を開業し、町医者として子どもから高齢者まで数多くの患者さんの診療をしてきた経験からこの書籍を書かれました。患者さんのお口の中の状態を40年以上診療し観察してきて、本当に大切なことは何かを誰よりもわかっているベテラン歯科医が記した書籍です。タイトルも「人生100年時代の健康長寿　新しい考え方の口腔ケア　生涯現役」。ここに書かれてある内容を、素直に実践してゆくことのできる皆様は、健康な毎日を過ごせることでしょう。先生の1年後輩である僕も、長年の町医者生活で悟ったことがたくさんあります。それは患者さん自身が自らの口腔ケアをしてくださらないと、どんなに我々が懸命に治療しても、それだけでは無理なことが多々あるということです。

虫歯予防はほぼ解決でき、学校健診に行っても虫歯のある子は昔に比較しても本当に少なくなりました。しかし歯周病（歯槽膿漏）は、まだまだ歯科医の治療だけで解決できないのです。いかに患者さんの意識と自宅での口腔ケアが大切であるか。この本で学んでほしいと思います。

我が国の歯科医療もこの45年で大きく変化しました。最近ではインプラントも普及しましたが、これとて患者さん自身が口腔内ケアをしっかりしていないと、早期に脱落することすらあります。やたら埋入本数を誇らしげにホームページ等に記載ＰＲしている歯科医も少なくありませんが、我々の学会の重鎮が「何本埋入したかではない。何本その結果を見たかが重要なのだ」との名言を残しています。

庄内先生は古希を過ぎても活躍し続け、多くの患者さんの結果を観察して来て書かれたこの本に、これまでの見解を記されました。様々な学会でも活躍されている先生ですが、これからの日本の歯科医が避けて通れない新しい分野である「日本メタルフリー歯科学会」の理事として北海道支部長をお願いし、共に歩んでくださることに感謝しています。

ここに名著を残され、スキーを愛しフライフィッシングを愛し、患者さんを愛する生涯現役の歯科医・庄内晃二先生に心からのエールを送ります。

人生100年時代の健康長寿

新しい考え方の口腔ケア

——生涯現役——

庄内　晃二　札幌「庄内歯科医院院長」

目　次

はじめに

人生100年時代の口腔ケア

私たちの歯は、親知らず（智歯《ちし》）を除くと全部で28本。うち20本が残っていれば、ある程度噛むことができるとされています。日本歯科医師会は１９８９年に「８０２０《ハチマルニーマル》運動」を始めて、〝80歳で20本の歯を残しましょう！〟と呼びかけてきました。当時80歳で20本残っていた人は10％もいませんでしたが、それから30年を経た現在は50％を超えています。運動が実を結んだ成果と言えるでしょう。

しかしここで満足してはいられません。30年前の平均寿命はちょうど80歳ぐらいだったので「８０２０」でもよかったのですが、もはや〝人生１００年時代〟に突入しようとしています。実際に２０１９年９月、国内の１００歳以上の人口は７万人を超えました。20年前は約１万人、10年前は約４万人だったことを考えると、本当に日本人の寿命が伸びていることを実感させられます。

はじめに

平均寿命も年々伸び続け、男性は81・25歳、女性は87・32歳に（２０１９年７月30日、厚生労働省発表）。医療や公衆衛生の発達によって、この先も伸び続けるでしょう。

私たち歯科医としても「１００２０《イチマルマルニーマル》」つまり〝１００歳で20本の歯を残す〟という、さらなる高みを目指さなければなりません。なぜならば、歯を大切にすることこそが健康の基本となるからです。まずは歯の代表的な役割を挙げてみましょう。

●噛む

しっかり噛めば、適切な量を食べた時点で満腹感が得られます。これは噛むことで脳の満腹中枢が刺激されるため。逆に噛まないと刺激が伝わらず食べ過ぎてしまい、メタボなどの健康被害を引き起こします。

●脳を刺激する

噛むことは脳への刺激にもなり、脳細胞の働きを活発化。認知症の予防につながります。

●会話を楽しむ

人とのつながり、活動的な生活で身体の衰えも減速させます。

●全身のバランスを保つ

歯の噛み合わせは、平衡感覚や姿勢に大きく関係しています。このバランスを保てれば、寝たきりの原因となる転倒のリスクも回避できるでしょう。

このように、歯は全身の健康と密接に関係しているのです。

歯を失った高齢者は20本以上残っている人と比較して、認知症になるリスクが1.9倍、転倒するリスクが2.5倍にもなるという調査結果もあるほどです。悪くなったら抜けばいい……、などと安易に考えるのはよくありません。

平均寿命のほかに「健康寿命」という概念もあります。これは介護など他者の助けを借りずに自立して過ごせる上限の年齢のことで、男性は72歳、女性は75歳ぐらい。先ほど紹介した平均寿命と比較すると、男女とも約10年の開きがあります。つまり多くの人が人生最後の10年間を、フレイル（虚弱）状態で過ごすのを余儀なくされているわけです。平均寿命と健康寿命の差を極力縮めるためにも、〝100歳で20本以上の歯を残す〟のが緊急の課題なのです。

１００歳まで生きるとしたら、永久歯が生え揃ってから80年は自分の歯を使わなければなりません。これはなかなか大変な目標です。そのためには、できるだけ早い時期から歯をケアすること。それには正しい知識が必要です。そこで本書では、人生１００年時代にふさわしい口腔ケアのポイントを紹介していきます。私は、「音波式電動歯ブラシ」と「ウォーターピック（ＷＰ）」の使用を奨励しています。あまりなじみのない組み合わせかもしれませんが、なぜおすすめなのか、読み進めていただければお分かりいただけると思います。

私の歯科医院にお見えになる患者さんの中には、ほとんどが入れ歯（義歯）の方もいらっしゃいます。こうした皆さんは、わずかに残った自分の歯を多く使い噛んでいます。やはり本来生まれ持っている自身の歯のほうが、シックリするのです。できることなら一生、自分の歯で食事を楽しみたいものですね。

はじめに

歯というのは、健康長寿の宝物。本書が皆さんの歯を長持ちさせるのに、少しでもお役に立てたら嬉しいです。

庄内歯科医院　院　長

庄内　晃二

第1章
歯を失う原因　その1
〈歯周病〉

◆「歯周病」と「虫歯」は似て非なるもの

本書のテーマのひとつは、人生100年時代を健康的に生きるための〝歯の残し方〟ですが、その前に〝歯の失い方〟についてお伝えしたいと思います。正しい対策を立てるには、私たちがなぜ、どのようにして歯を失うのか？　を知っておくことが必要だからです。

歯を失う原因は、以下の通りです。

●1位　歯周病　37・1％
●2位　虫　歯　29・2％
●3位　その他　33・7％

（出典「8020推進財団」2018年調査より）

1位の歯周病と2位の虫歯で、全体の66％を占めています。両者とも細菌に侵され、破壊される感染症です。混同されがちですが、似て非なるものです。まずは違いを明確にしておきましょう。

【歯周病】歯を支える「歯周組織」の不具合によって歯を失う病気。

これから詳しく説明していきます。

【虫　歯】「歯そのもの」の不具合で歯を失うこと。第2章で取り上げます。

◆歯を支える骨まで溶かす歯周病菌

歯は顎骨《がっこつ》の歯槽骨《しそうこつ》という骨に生えており、その周囲を歯茎《はぐき》（歯肉《しにく》）が覆う構造になっています。さらに歯槽骨と歯根の間には歯根膜《しこんまく》という膜があり、物を噛むときなどに歯にかかる力を感知、コントロールします。これら3つを合わせて「歯周組織」と呼んでいます（左図参照）。

歯槽骨が歯を固定する土台、歯茎が表面保護、歯根膜がクッションの役割を担っていると言えば、イメージしやすいでしょうか。いずれにせよ歯周組織のおかげで歯は正常に機能し、私たちは食事や会話を楽しむことができるのです。

さて、私たちの口の中には500種類以上もの細菌が棲み着いています。その中には口腔環境に役立つ細菌がいる一方で、悪事を働く細菌もいます。その最たるものが「歯周病菌」。この厄介な細菌は「嫌気性《けんきせい》菌《きん》」といって空気を嫌う性質があり、歯と歯茎の隙間に逃げ込みます。この隙間は「歯肉溝《しにくこう》」と呼ばれ、健康なときは深さ１〜３㎜程度。しかし歯周病菌によって４㎜、５㎜……と侵蝕されていくと名称が「歯周ポケット」に変わります。よく〝ポケットの中まで毛先が届く〟という歯ブラシの誇大な宣伝を耳にしますが、これはすでに歯周病に侵された状態。毛先はポケットの中には届きませんし、本来ならばこうなる前の段階からケアをして、未然に防ぐのが理想的です。下図は正常な歯と周囲の歯周組織です。

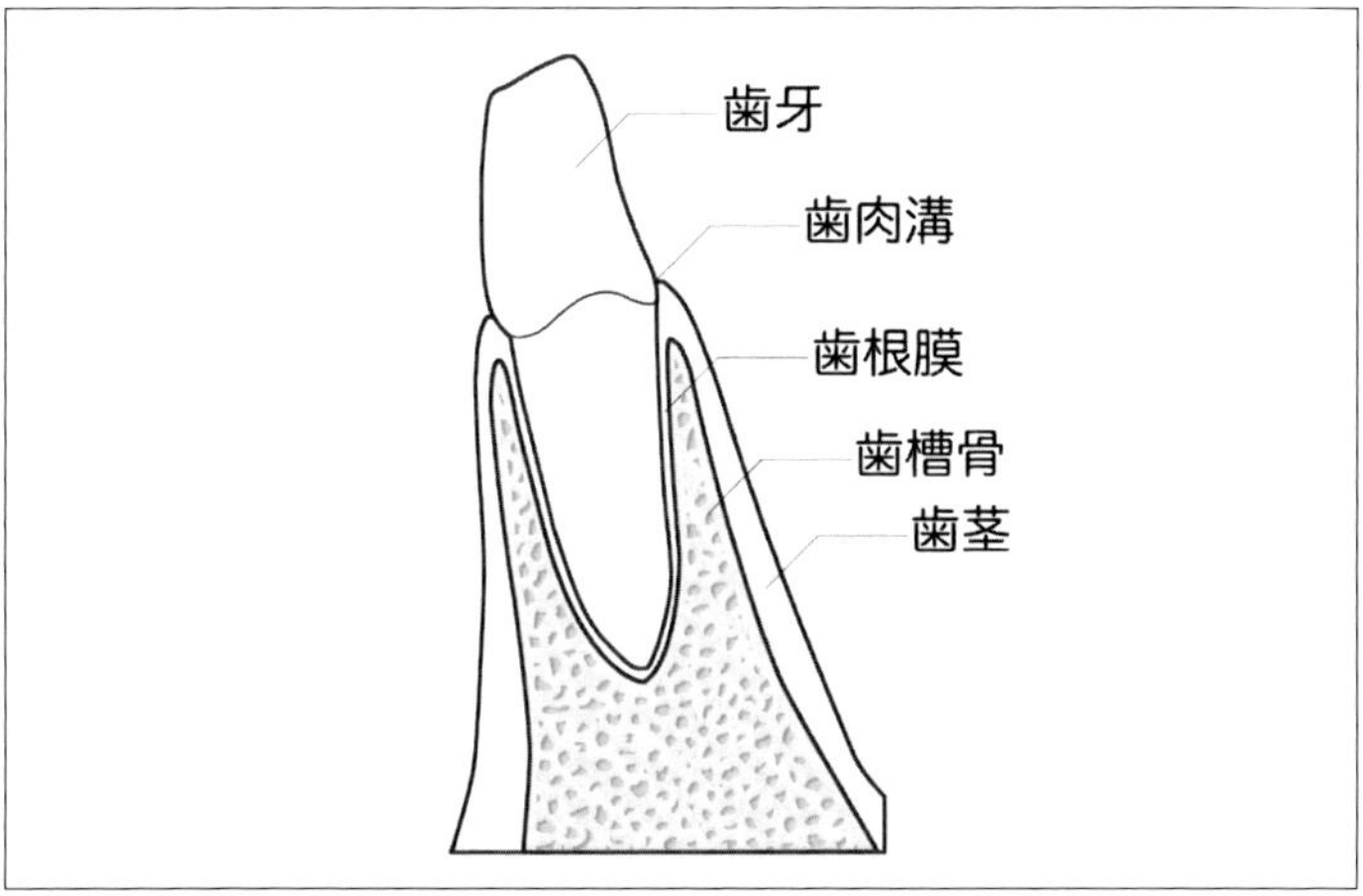

図　正常な歯と周囲の歯周組織

●歯周病の進行状態

①健康な歯です。歯槽骨の中に歯根があり歯茎でしっかりと覆われています。プラーク（歯垢《しこう》）の付着はありません。

②プラークが歯茎の周りに付き出しています。歯茎も炎症があり、ブラッシングで出血するようになります。でもあとの第5章で述べるケアで回復します。

③プラークが多くなると病原性が強くなり、歯茎も腫れ歯肉溝は徐々に深く歯周ポケットとなり歯槽骨の吸収（骨が溶けて減ってしまうこと）も起き出します。さらにプラークの一部が歯石化していきます。歯茎からの出血、歯茎を圧迫すると膿も出てきます。この状態になるとセルフケアだけでは回復しません。

④歯周ポケット内で歯周病菌がさらに増殖し、炎症が一層強くなります。歯石の付着も増し、歯を支えている歯槽骨の吸収も進みます。歯の動揺も出てきます。軽い歯茎の圧迫でも膿と出血が起き、口臭も強くなります。

⑤挙句の果て、周りの歯を支える骨がなくなり脱落してしまいます。

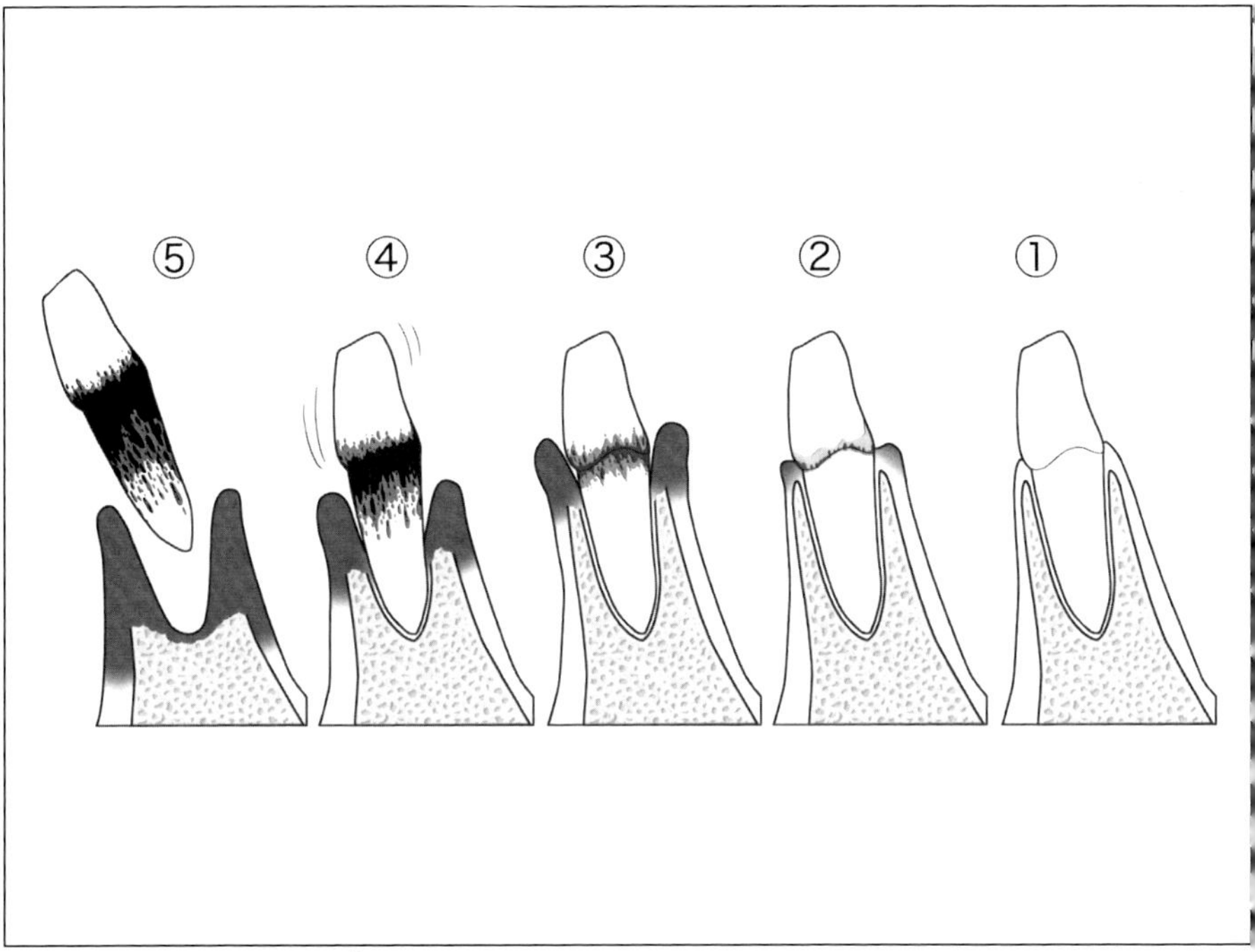

図　歯周病の進行状態

症状が進むと歯茎から膿が出る「歯槽膿漏《しそうのうろう》」を経て歯槽骨までが侵蝕され、土台を失った歯がグラついて脱落します。これが歯周病によって歯を失う仕組みです。歯周病菌の破壊力はすさまじく、歯槽骨どころか顎の骨まで広く失われてしまうケースも見られます。こうして歯を固定する土台を失ってしまうと、入れ歯やインプラントを入れるのも難しくなってしまいます。

口腔衛生に関心が高まっているにもかかわらず、日本人の40代以上の成人約80％は歯周病であると言われて久しいのが現状です。これは、歯肉溝、歯周ポケットのケアができていないからです。

◆歯周病の放置は万病のもと

歯周病の怖さは、歯を失うことだけではありません。歯周病菌は歯周ポケットを経由して血管に入ったり、食べ物とともに胃や腸に入ったりしていきます。こうして身体の内部に取り込まれた歯周病菌が糖尿病、心筋梗塞、動脈硬化、早産、ガンなどを引き起こす一因となっていることが明らかになってきています。さらに、歯周ポケットが出来始めるとその他の嫌気性菌も増殖し内毒素であるエンドトキシンを産生し、全身の健康破綻を引き起こす原因になっています。近年の研究では、アルツハイマー病との関係も疑われています。まさに歯周病は万病を引き起こす元凶。〝たかが歯茎の病気〟と、あなどってはいけません。

一口に歯周病菌と言っても、何種類かあります。代表的な「P.gingivalis菌（ポルフィロモナス・ジンジバリス菌）」は、6～18歳頃に口腔内に定着して細菌叢が出来上がります。細菌たちにとって好ましい生活環境（免疫力の低下、疲労、喫煙、不十分な口腔ケア等）が起こると、さらに活性化して増殖すると病原性が高くなり歯周病を発症します。一度細菌が棲み着くといなくなることはなく、無菌状態に戻すことはできないのです。そのため歯周病菌の有病率は極めて高く、20代で約70%、60代になると90%以上に。もはや日本人の大部分が、歯周病予備軍と言っても過言ではありません。

次のような症状に心当たりがある場合は、要注意です。

●朝起きたとき、口の中がネバネバする。
●ブラッシング時に出血する。
●口臭が気になる。
●歯茎がむずかゆい、痛い。
●歯茎が赤く腫れている。
●固い物が噛みにくい。
●歯が長くなった気がする（歯茎が後退している）。
●前歯が出っ歯になったり、歯と歯の隙間が広がって食べ物が挟まったりする。

このうち３項目当てはまる場合は要注意。６つ以上になると歯周病が進行している恐れがあります。（「日本臨床歯周病学会」ホームページより）

◆歯周病予防はプラークを除去すること

歯周病菌はプラーク（歯垢）を住み処にしています。プラークとは「歯垢＝歯の垢（アカ）」という名の通り、歯や歯茎に付着した汚れのこと。食事を取ったあとの食べカス等によって必ず発生します。空気を嫌う歯周病菌にとって、プラークの中は快適な環境。1㎎のプラークの中に、最大約10億個の菌が存在する菌塊です。最近は「バイオフィルム」とも言われています。

さらにプラークに唾液中のカルシウムなどが混ざると、石のように固まって「歯石」に。こうなると、通常のブラッシングでは除去できません。

歯周病を未然に防ぐには一にも二にも、正しいケア方法で速やかにプラークを除去し、口の中を清潔に保つこと。それには「歯」だけでなく「歯茎」のケアも必要なのです。歯は固く歯茎は柔らかいにも関わらず、これまでのように歯ブラシ一辺倒のケアでよいのでしょうか。意識を変えて自分の歯と歯茎を守ることが〝人生100年時代〟の健康改革になるのではないでしょうか。私が提案したいのは、「音波式電動歯ブラシ」と「ウォーターピック」によるダブルケア。このあと詳しく解説していきます。

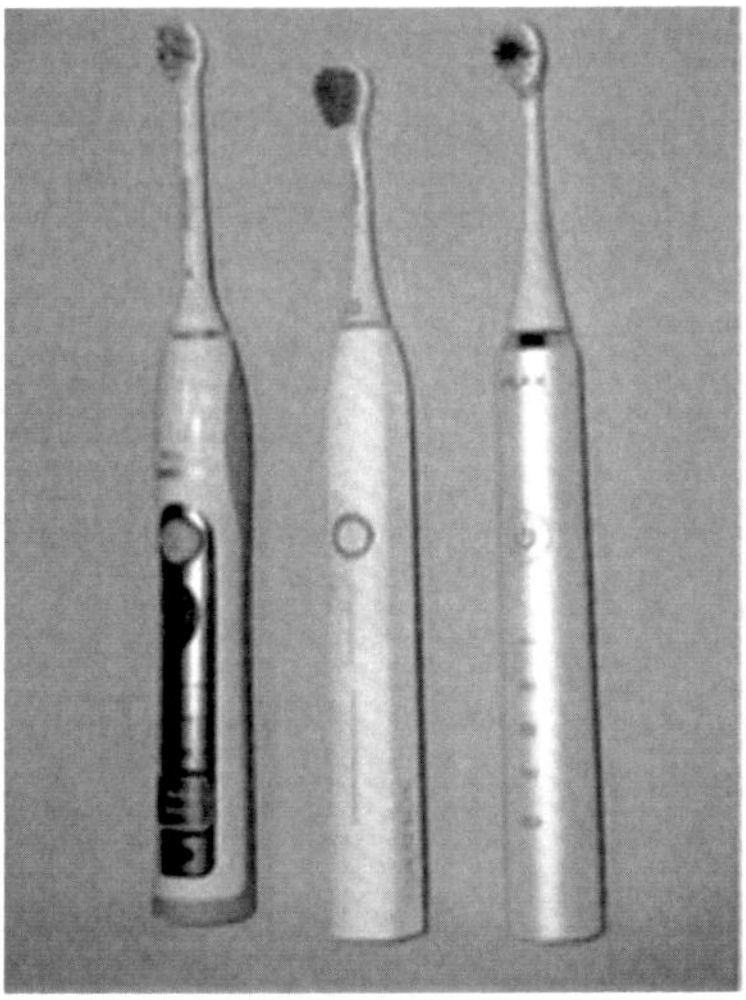

「音波式電動歯ブラシ」の数々（充電式）。

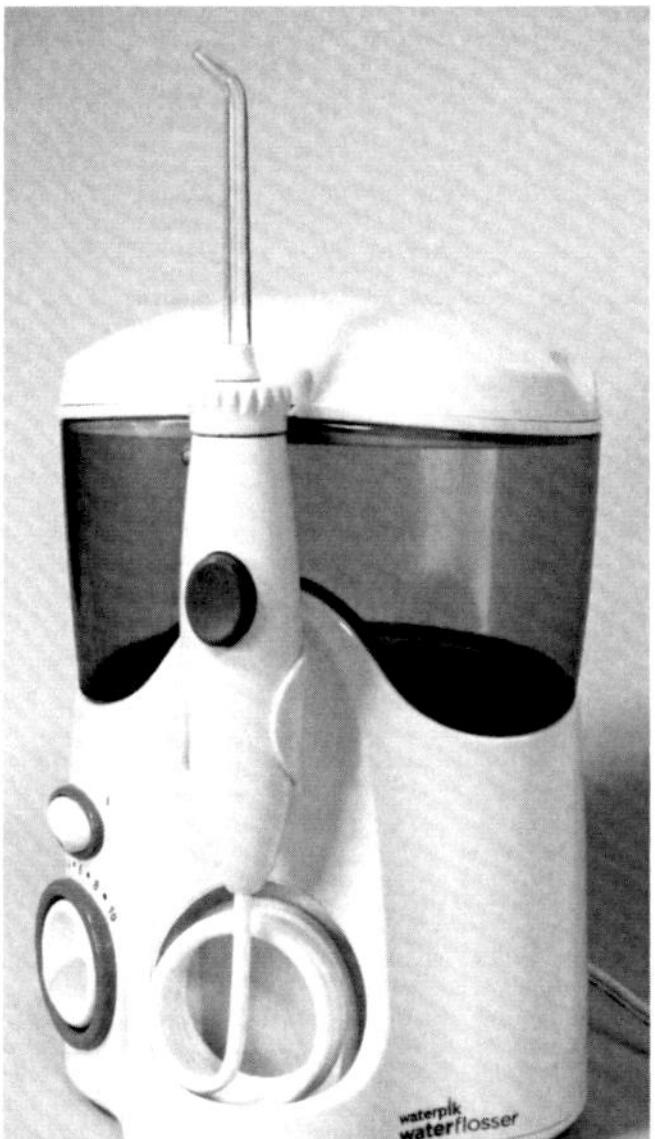

「ウォーターピック」は50年前に商品化された。類似品は多数出ている。

◆プラーク（バイオフィルム）管理が予防の近道

赤ちゃんが生まれ、可愛いさのあまり思わずキスをしてしまうと、大人の口の中にいる細菌がうつってしまうので、最近は子どもや孫への「キス厳禁」のご家庭もあるようです。確かに生後間もなく定着し始めるいろいろな細菌類が乏しい場合、歯周病菌が定着しにくくなるというデータが出ました（天野敦雄著『バイオフィルムを管理する予防歯科』日本歯科医師会誌より）。

このようなことから考えると、永久歯が生え、６歳頃より歯肉溝のケアまで行なうと細菌類を減らすことができ、歯周病予防にもつながると言えます。まずは大人の私たちが正しい知識を持ち、子どもたちの歯を守っていかなければなりません。

歯周病治療は歯槽骨、歯茎の再生療法等も行なわれています。しかし歯周病菌を完全に取り除くことはできません。その後もメインテナンスが非常に大事になっています。歯周病の進行を防ぐことはできても完治はしない病気です。そこで歯周病菌の定着を防ぎ、定着しても活性化させないケアが大事になります。

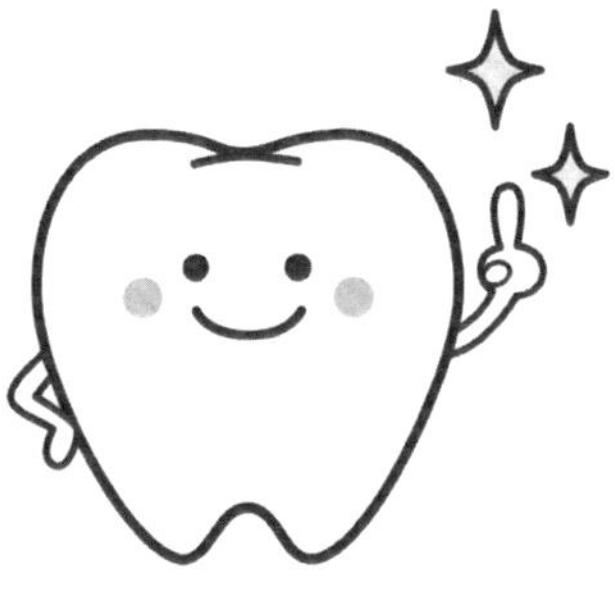

◆院内の実験報告

私は1972年からのウォーターピック（以下WP）利用者です。その効果を試すために、当院の衛生士に協力してもらい、いつも通りの食生活をして、ブラッシングはせずに24時間プラークを貯めてもらいました。その後プラークの染め出しをしてから、歯ブラシは使わずWPだけでぬるま湯1200㎖を使い全体の歯を洗浄。結果は歯間も含め歯頸部（歯と歯茎の境目）のプラークは取れました。左写真と口絵①は、前歯2歯部の写真ですが、青く染まった歯頸部と歯間部のプラークが除去できています。この部分の洗浄時間はわずか5秒ほどでした（第5章Part1で詳しく説明いたします）。

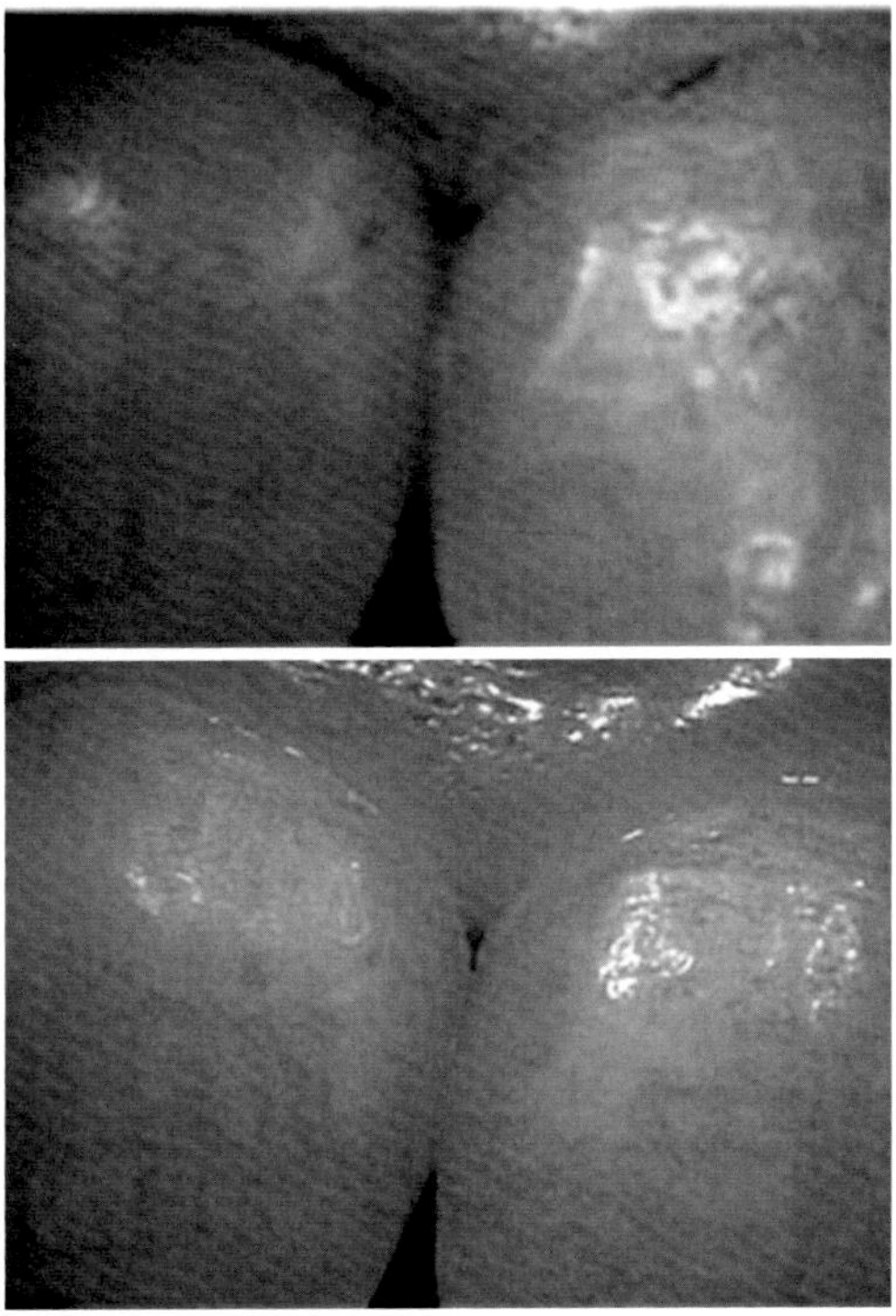

プラークの付着

上顎の前歯の写真です。上はプラークが歯頸部、歯間部に付着しています(染め出しにより青色に)。下はその歯にWPを使ったあとです。プラークはキレイに取れています。このように歯頸部、歯間部のケアは WPだけでクリーンになります。また５秒ほどしかかかりません。歯茎は擦る時間が長いほど傷付きやすくなります。口絵①をご覧ください。

次に患者さんに協力してもらい、日常行なっている口腔ケアにＷＰを加えてもらいました。就寝前と朝食後の2回にそれぞれ１２００㎖のぬるま湯を使い洗浄。ＷＰ使用前に５㎜ある歯周ポケットから細菌を採取し、２週間後に同じ所より細菌を採取して細菌カウンター（パナソニック製）で細菌数を出してみました。その結果は、最初はレベル５（１０００万～３１６０万個※１２６ページ参照）でしたが、２週後はレベル３（１００万～３１６万個）で１／10に下がっていました。このことから、ＷＰがプラークを除去し、歯肉溝の洗浄、歯周ポケットのある程度の深さまでの洗浄もできたと言えます。写真はプラークの除去と歯肉溝の洗浄を調べた実験結果です（第５章Ｐａｒｔ１で詳しく説明いたします）。

ＷＰは、永久歯が生え始める小学生低学年の子どもが自分で使える器具ではありません。親のケア意識が子どもの歯の将来を左右しますので、ＷＰへの挑戦は早めにすることをおすすめします。

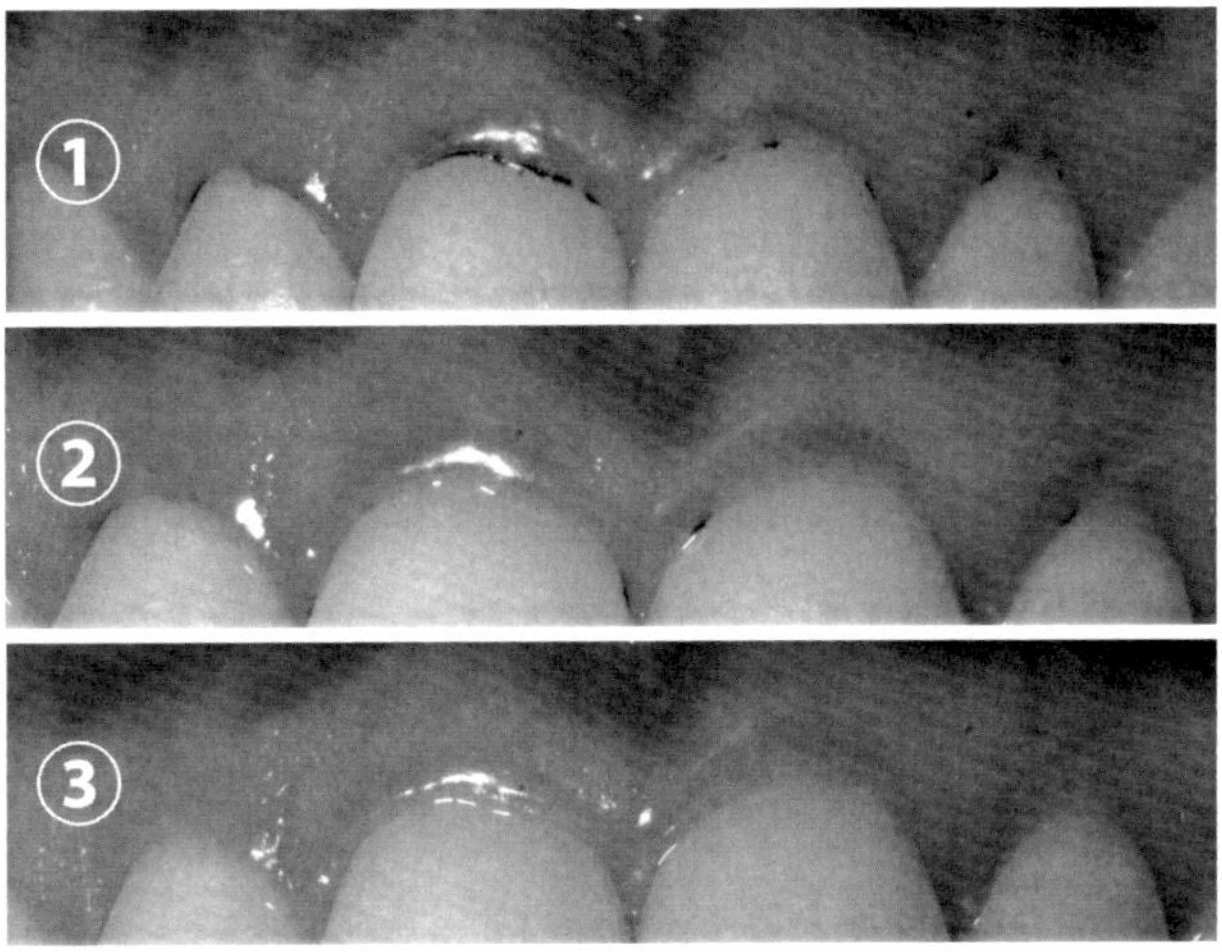

歯肉溝のケア

①歯肉溝に入れた青のりとナッツの皮
②音波式電動歯ブラシで20秒間のブラッシング
③WPで20秒間洗浄
このように、音波式電動歯ブラシは１分間に31,000回高速振動し、手磨きの10倍のプラーク除去能力があっても歯肉溝のケアはWPでしかできません。

口絵②のカラー写真を歯頸部中心に注意深くご覧ください！

私たちの歯は、生後7ヵ月前後から下の前歯（乳中切歯《にゅうちゅうせっし》）が生え出します。2歳半頃までに、上下合わせて20本の乳歯が生え揃います。その後、5～6歳頃から永久歯と入れ替わり、18歳頃には28～32本の歯が揃います。人生100年を考えると、永久歯を80年以上使うこととなり、持ちこたえるための新しい発想で口腔ケアをしていく時代になっているのです。

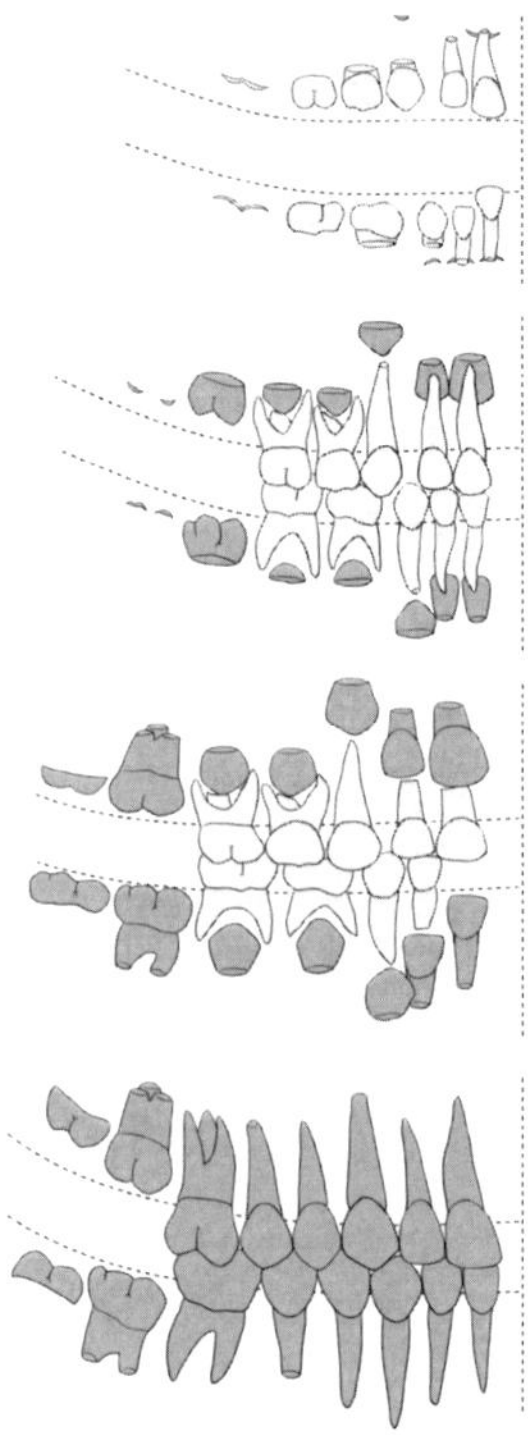

図　歯の生え方

12歳頃から乳歯がなくなり、永久歯になります。

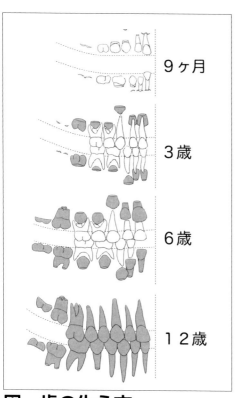

コラム

歯の生え方

右図は乳歯です。生後7カ月頃から下顎《かがく》に乳中切歯が生え始め、2歳半頃に20本の乳歯が生え揃います。

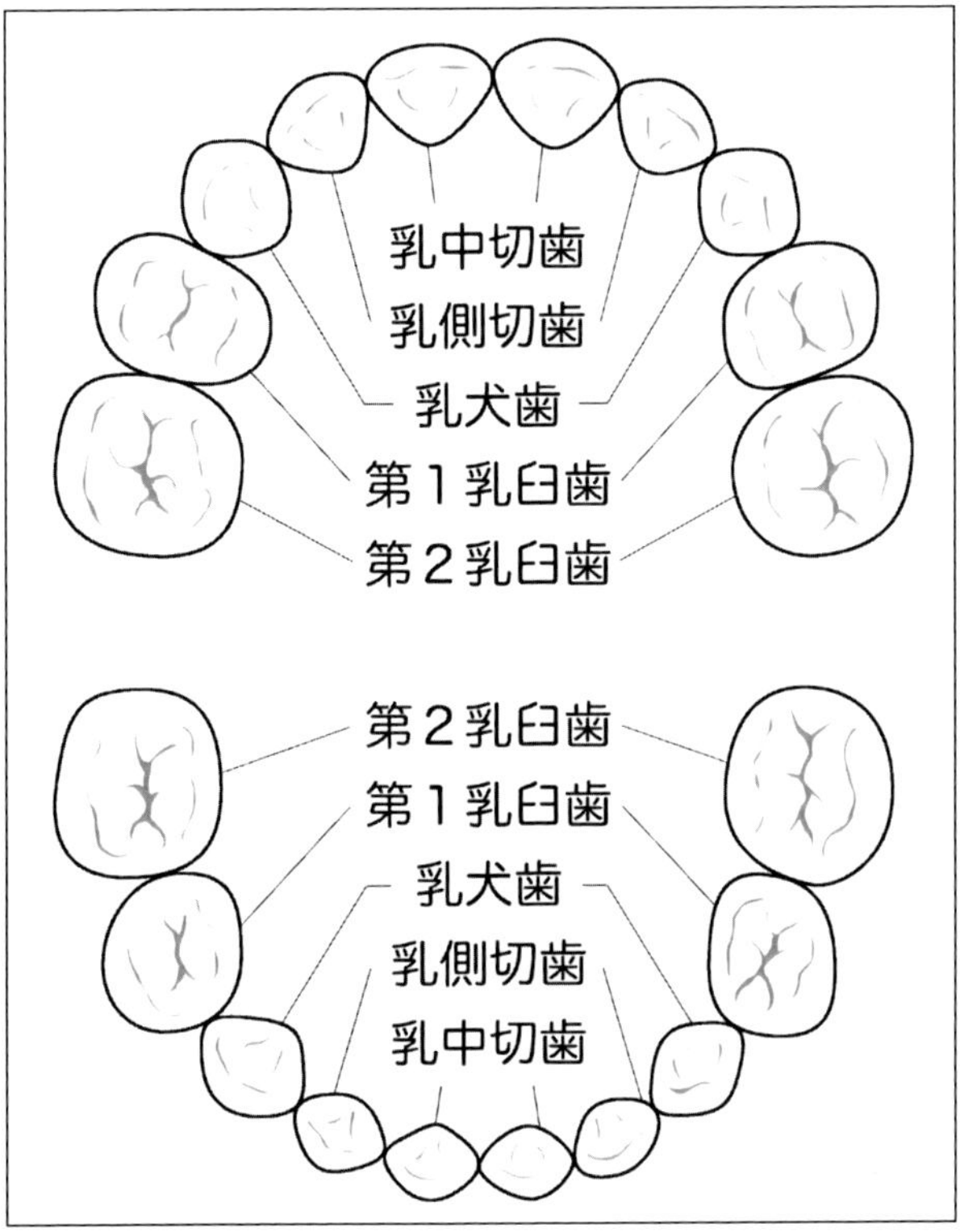

図　乳歯

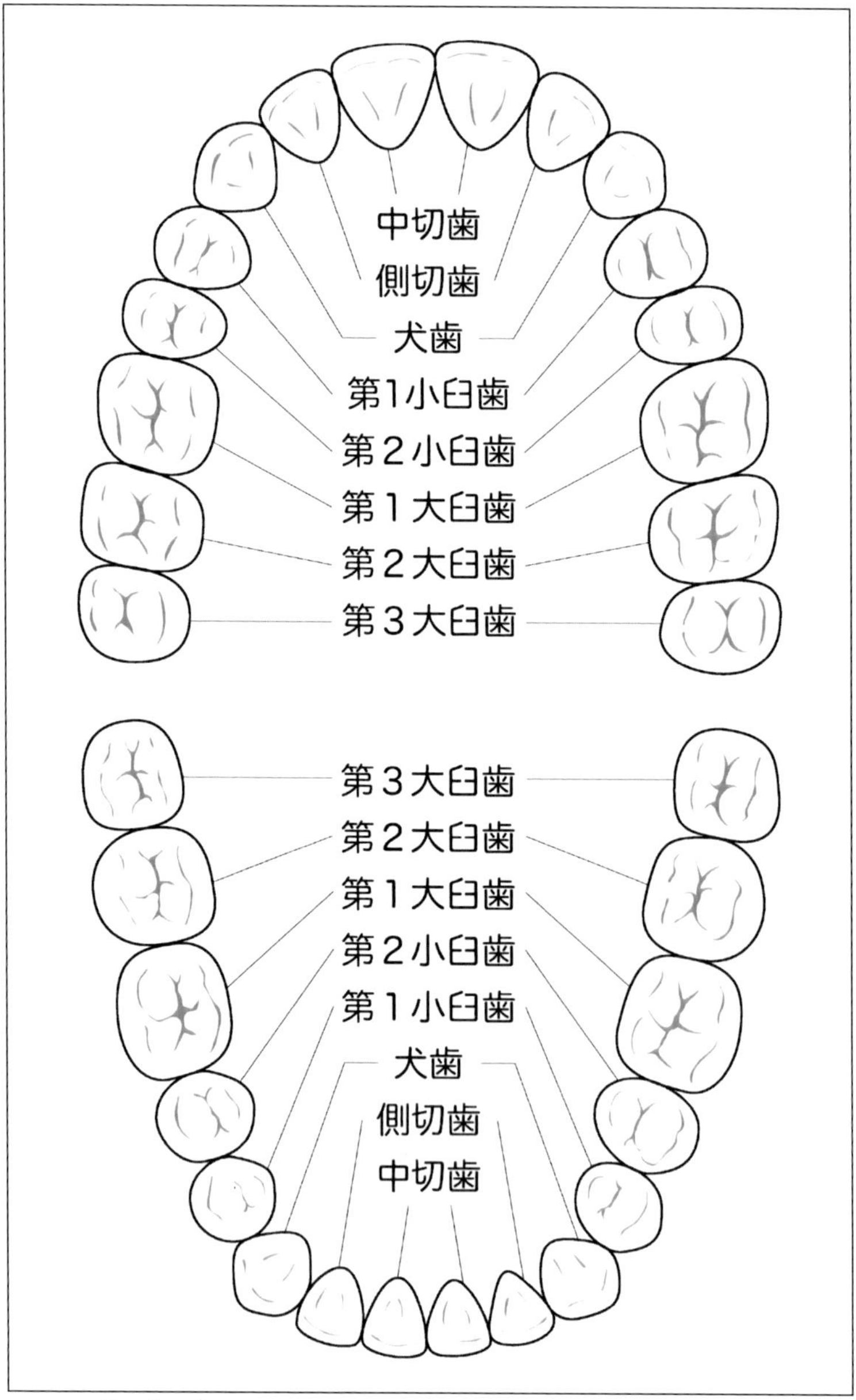
中切歯
側切歯
犬歯
第1小臼歯
第2小臼歯
第1大臼歯
第2大臼歯
第3大臼歯
第3大臼歯
第2大臼歯
第1大臼歯
第2小臼歯
第1小臼歯
犬歯
側切歯
中切歯

図　永久歯

コラム

歯の生え方

右図は永久歯です。6歳頃に最初の永久歯下顎の第1大臼歯《だいきゅうし》が生えてきます。6歳臼歯とも言われます。一番過酷な状態に置かれますので、トラブルも多くなります。噛み合わせの基準にもなります。18歳頃には最後の永久歯第3大臼歯（親知らず）が生えてきますが、咬合《こうごう》（噛み合わせ）に参加している第3大臼歯はほとんどなく、歯冠《しかん》を半分出したり、歯槽骨の中で横に生えたりしてトラブルを起こすことが多い歯です。しかし移植歯として使えます。第7章で説明します。

「歯科インプラント」はチタンで作った人工の歯根を歯槽骨に埋め込み、その上に義歯をかぶせる治療法。日本では１９７０年代から行なわれ、現在では一般に広く周知されるようになりました。

インプラントには臼歯部に使うワンピース・インプラントと、前歯部から臼歯部まで幅広く使えるツーピース・インプラントの2種類があり、いずれも骨格ができあがった20歳以上の健康な方であれば受けることができます。

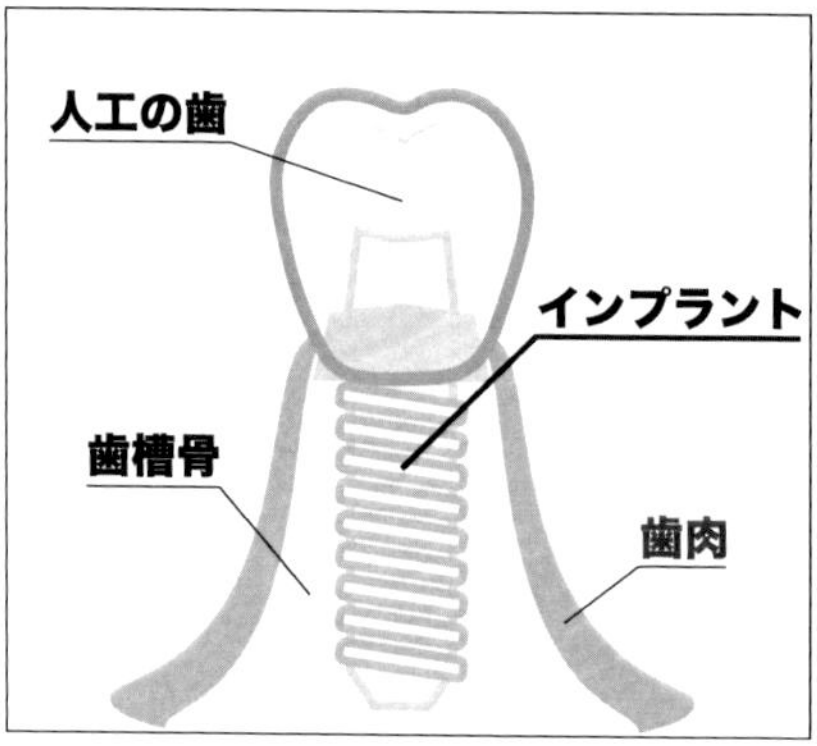

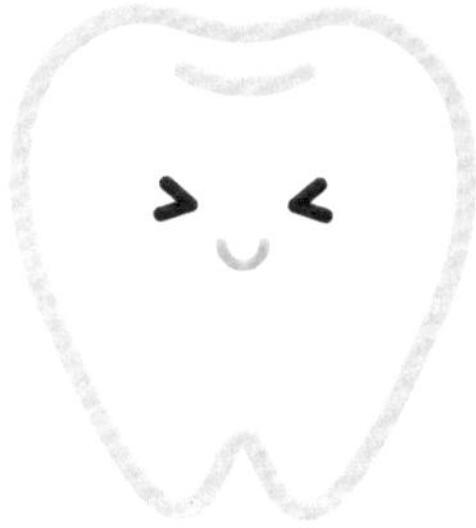

コラム

インプラントも歯周病になります

自然の歯に歯肉溝があるように、インプラントの義歯にも「インプラント周囲溝」があります。この部分の深さは5㎜前後もあり、ケア次第では、歯周病が発生しやすくなります。「日本口腔インプラント学会」の報告では、インプラントに関するトラブルの約70％は「インプラント周囲炎」（インプラントの歯周病）が占めています。インプラントの義歯になっても、ケアは欠かさずに行なわなければならないのです。私の歯科医院では、ウォーターピック（ＷＰ）の使用を奨励しています。ＷＰなら歯茎を傷めることなく、インプラント周囲溝のケアが可能です。ＷＰについては、第５章で詳しく紹介します。

また近年は、チタンによる金属アレルギーも報告されるようになりました。その解決策として、金属を全く使わない「ジルコニア・インプラント」も普及しています。さらに抜歯した親知らず（第３大臼歯・智歯）を活用した、歯の自家移植という方法もあります。こちらについては、第７章で紹介します。

コラム

歯周病もケア次第

36ページの「図 歯の生え方」の12歳を見るとお分かりのように、上顎第1大臼歯の根は3本に分かれています。写真は同じく3根に分かれている第2大臼歯です。歯周病で歯槽骨が吸収して根が分かれている部分まで露出しています。セルフケアが非常に難しくなるのです。しかしWPを使うことで歯茎の炎症症状は消え、歯周病の悪化も抑えられています。根が3支点で支えている歯ですので、動揺もなく咀嚼にも耐え安定しています。第5章を参考にしてください。

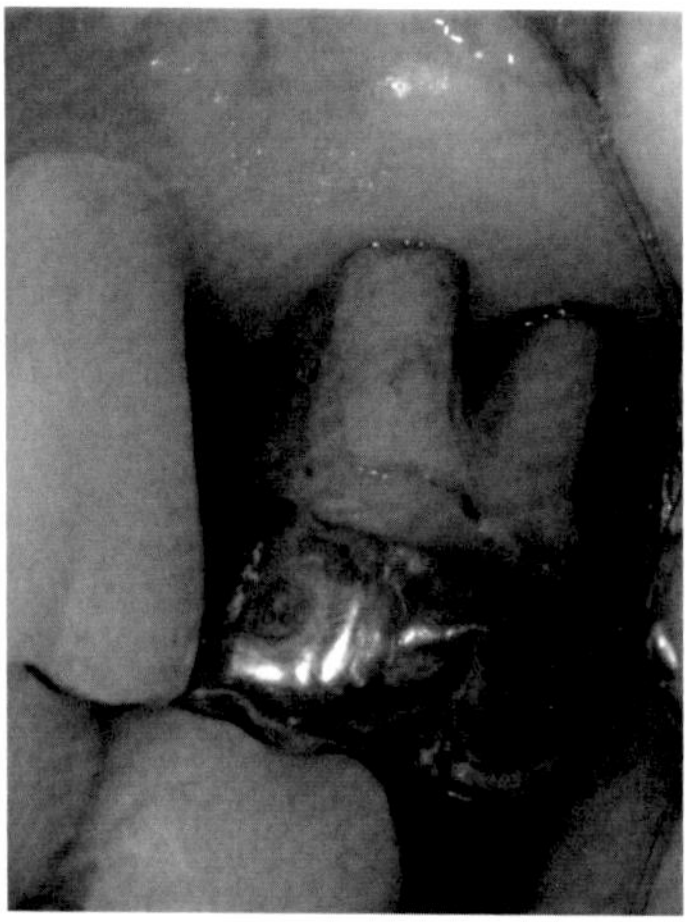

大臼歯の根の露出は2根3根と分かれていますが、WPは簡単にケアしてくれます。口絵⑩をご覧ください。

第2章 歯を失う原因 その2

〈虫歯〉

◆歯が溶けているのに自覚症状がない

歯を失う原因の2位が虫歯です。1位の歯周病と同様に、発症の原因は細菌。「ミュータンス菌（虫歯菌）」等によって作り出された酸が、歯を徐々に溶かしていくのです。これを脱灰《だっかい》と言います。また、食事の度に口の中は酸性になり、酸に弱い歯は脱灰が始まります。虫歯の直接の原因は「酸」なのです。

左図は虫歯になる過程を表しています。①まず歯があり、②虫歯菌がいて、③ショ糖等の甘い食べ物がありますが、これでは虫歯になりません。虫歯菌がショ糖等をエサとして酸を産生します。しかしこれだけでも虫歯になりません。④ここで生活習慣が係る時間が入るのです。細菌にとって時間があると、大いに酸の産生が起きます。時間が経てば経つほど脱灰が起きてきます。ですからつまみ食いやながら食い、缶コーヒー、スポーツドリンクのダラダラ飲みは口の中が絶えず酸性に傾いています。これに対し食べる時間を決め、唾液により酸を中和して洗い流し、唾液で再石灰化する時間を取ることにより、虫歯のリスクは減ります。生活習慣はとても大事なのです。

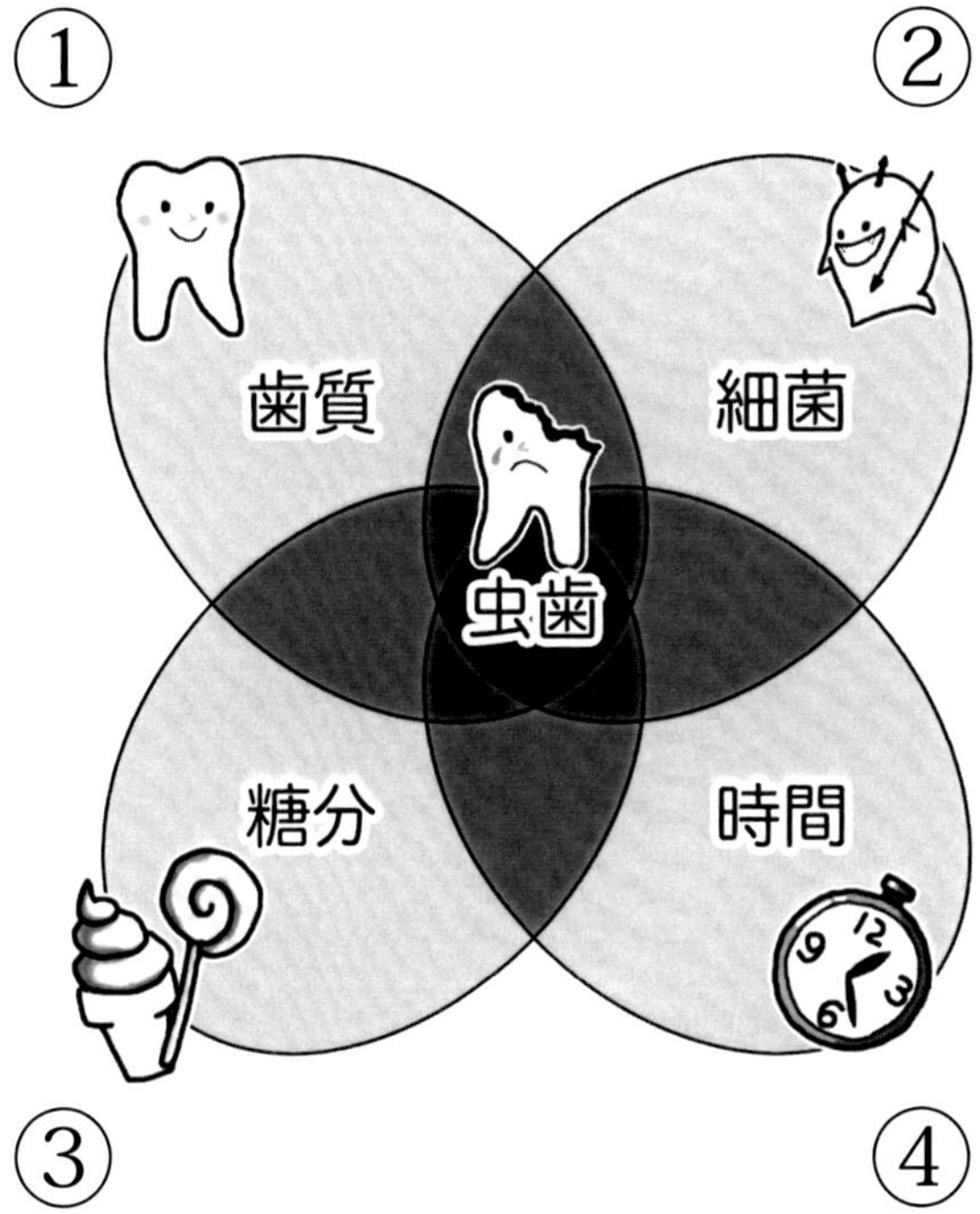

虫歯は、虫歯菌が留まりやすい所、すなわちプラークが残りやすい所から虫歯になっていきます。それは歯と歯の間、歯と歯茎の境目（歯頸部《しけいぶ》）、噛む面の溝です。

即ちブラッシングがしにくい所です。

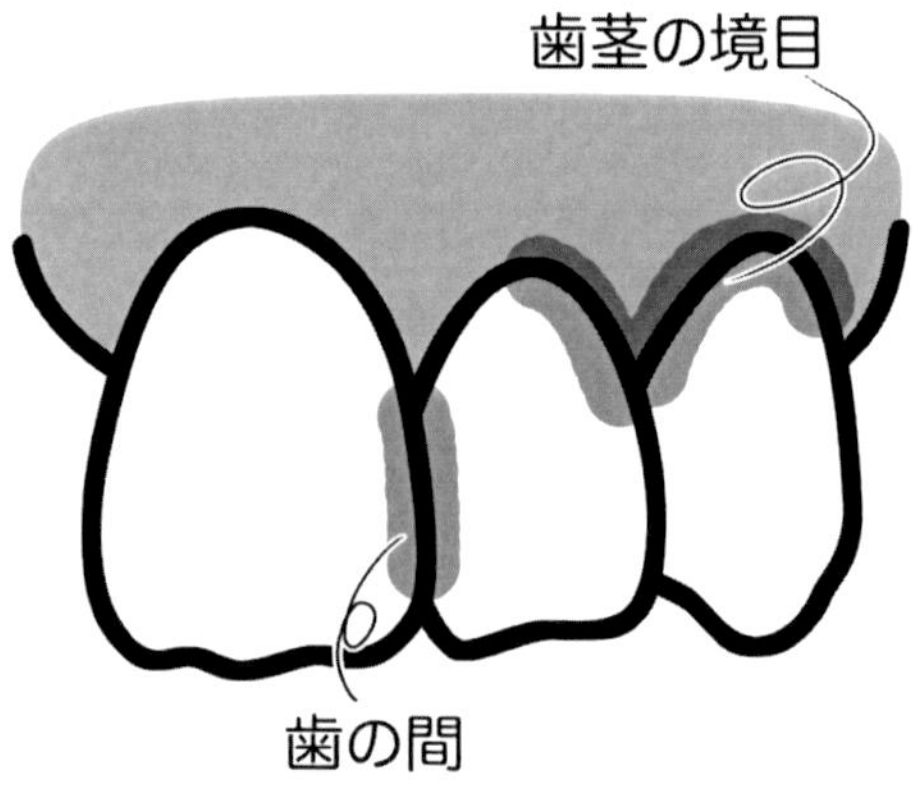

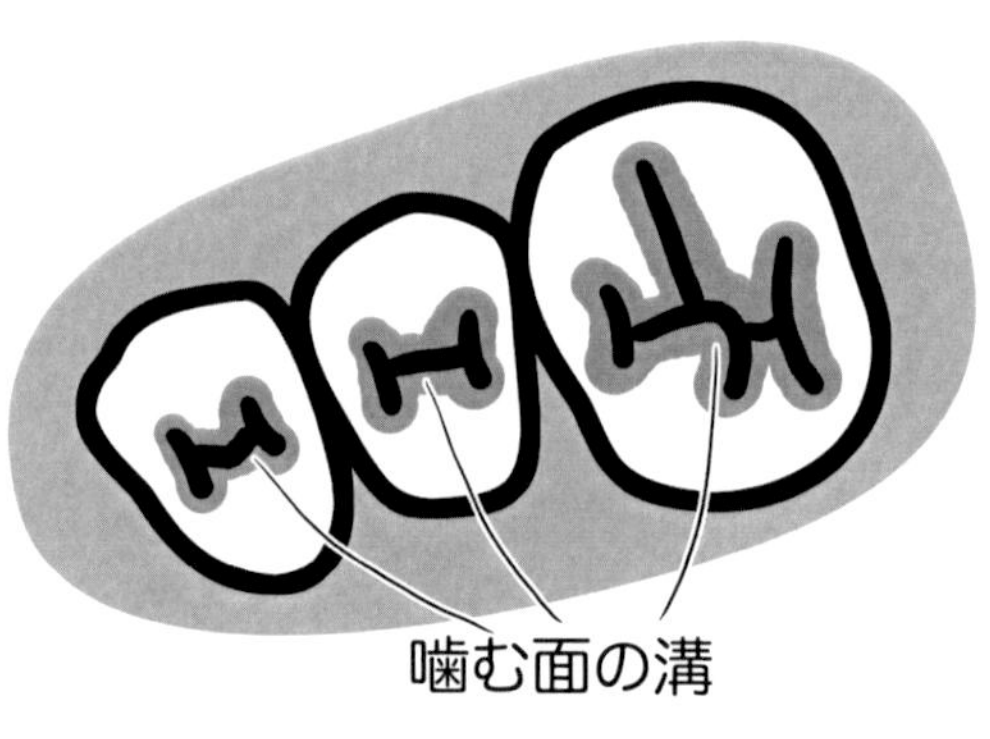

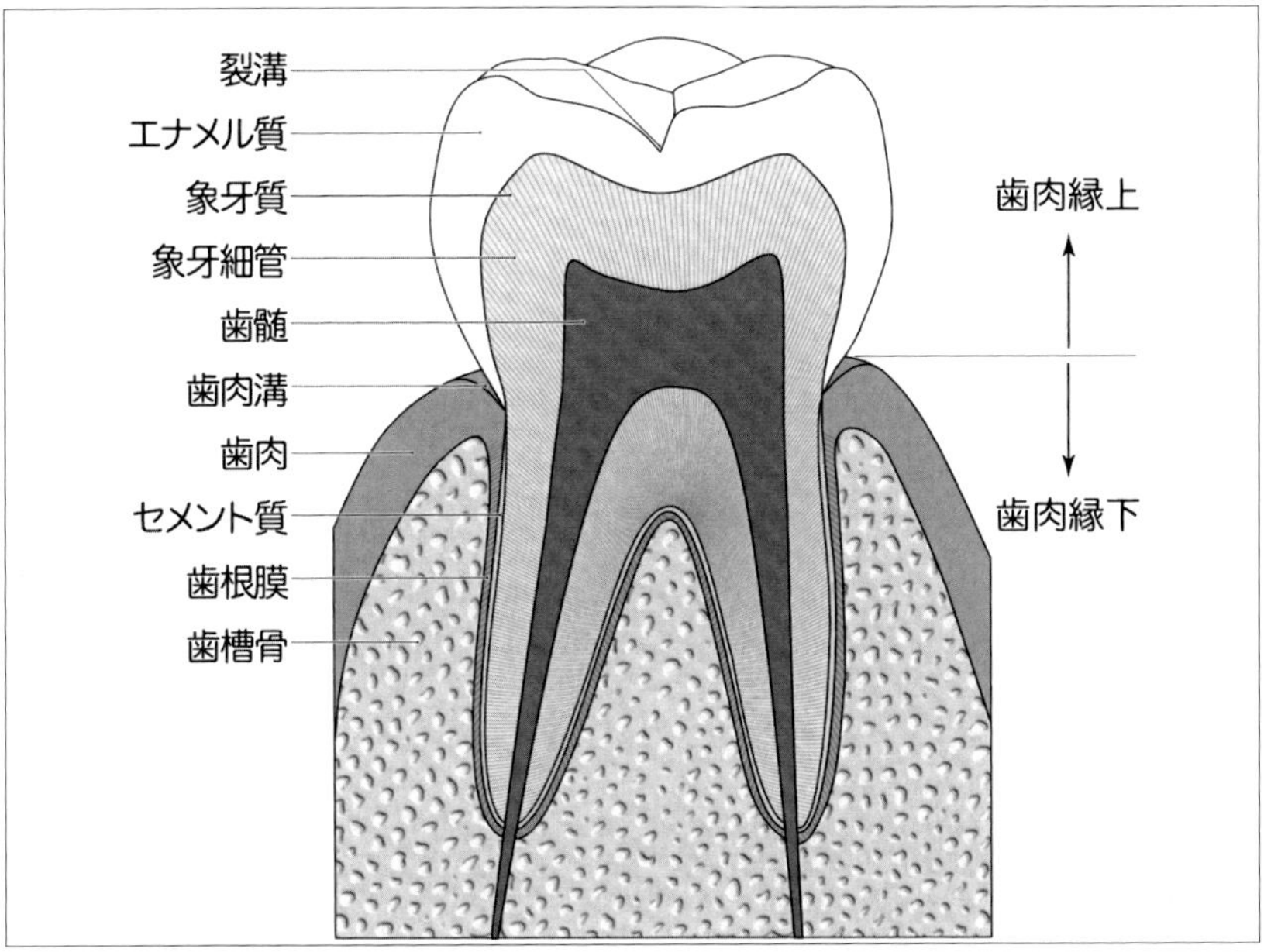

歯の断面図

皆さんは、歯の断面図を見たことがありますか（上図参照）。表面が「エナメル質」、その内部が「象牙質《ぞうげしつ》」、一番内側に神経や血管が集まった「歯髄《しずい》」と、大きく分けると3層構造になっています。

例えば、大臼歯の噛む面（咬合面）からの虫歯は、以下のように進行します。

●「エナメル質」

人体の中で最も硬い組織。高い耐酸性（酸に溶けにくい性質）を持っていますが、ケアしてもプラークが残りやすい歯頸部や歯間部はミュータンス菌に侵されます。ミュータンス菌はプラーク内で酸を産生しますが、噛む面は食べ物で擦れるためプラークを作ることができません。ですからミュータンス菌はいないのです。しかし噛む面（咬合面）が虫歯になるのは、噛む面の溝（小窩裂溝）にプラークを作ることができない乳酸桿菌《にゅうさんかんきん》（虫歯菌）などが入り込み、酸を産生し出すようになります。溝が格好の隠れ家になり棲み着きます。

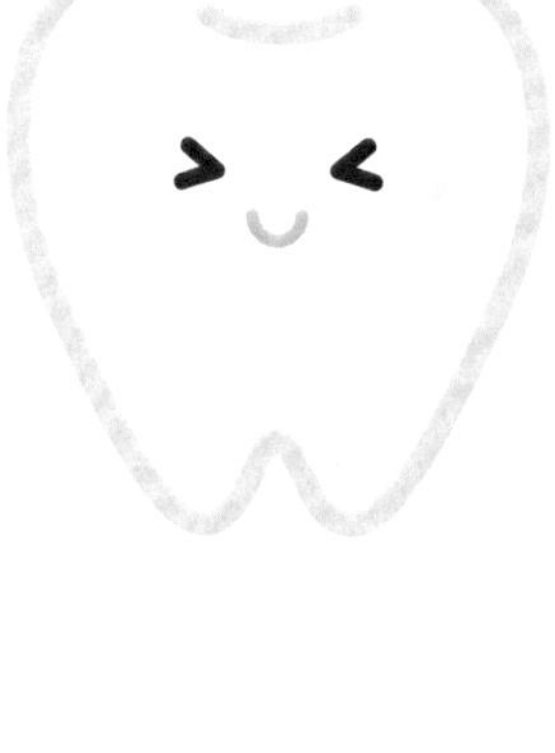

●「象牙質」

比較的柔らかく、エナメル質の溝から象牙質に入り込んだ虫歯菌は、ミュータンス菌も加わり象牙細管にも侵入し、さらに大きく虫歯が広がります。

●「歯髄」

神経血管です。冷たい物、甘い物などから刺激を受けるようになり、充血が始まり激痛に見舞われます。

虫歯は初期段階の「Ｃ０《シーオー》」から、歯の原形をほとんど留めなくなった「Ｃ４」まで、５つのステージに分類されます。

【Ｃ０】ケア次第で進行しない場合がありますので、経過観察します。

図　虫歯の進行状況

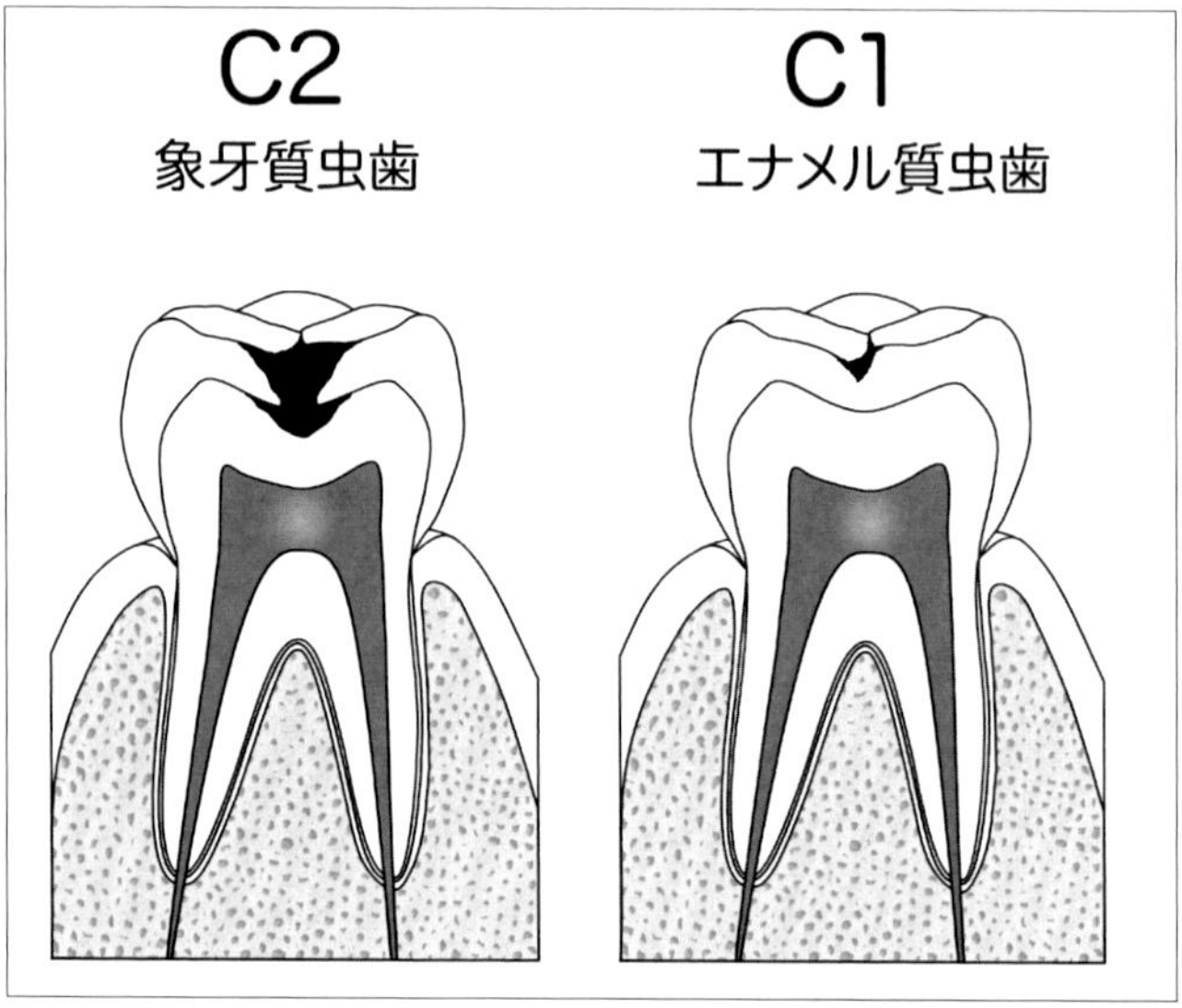

【C1】エナメル質に限局した虫歯です。自覚的には気が付かず、定期健診で発見する場合が多いようです。治療もほとんど痛みはなく歯質と同じような白い詰め物がありますので、一回の治療で終了になります。

【C2】象牙質が侵蝕された段階で、冷たい物に違和感、疼痛を感ずるようにもなってきます。象牙質深層の虫歯の場合は歯髄を取らなければいけない場合もあります。

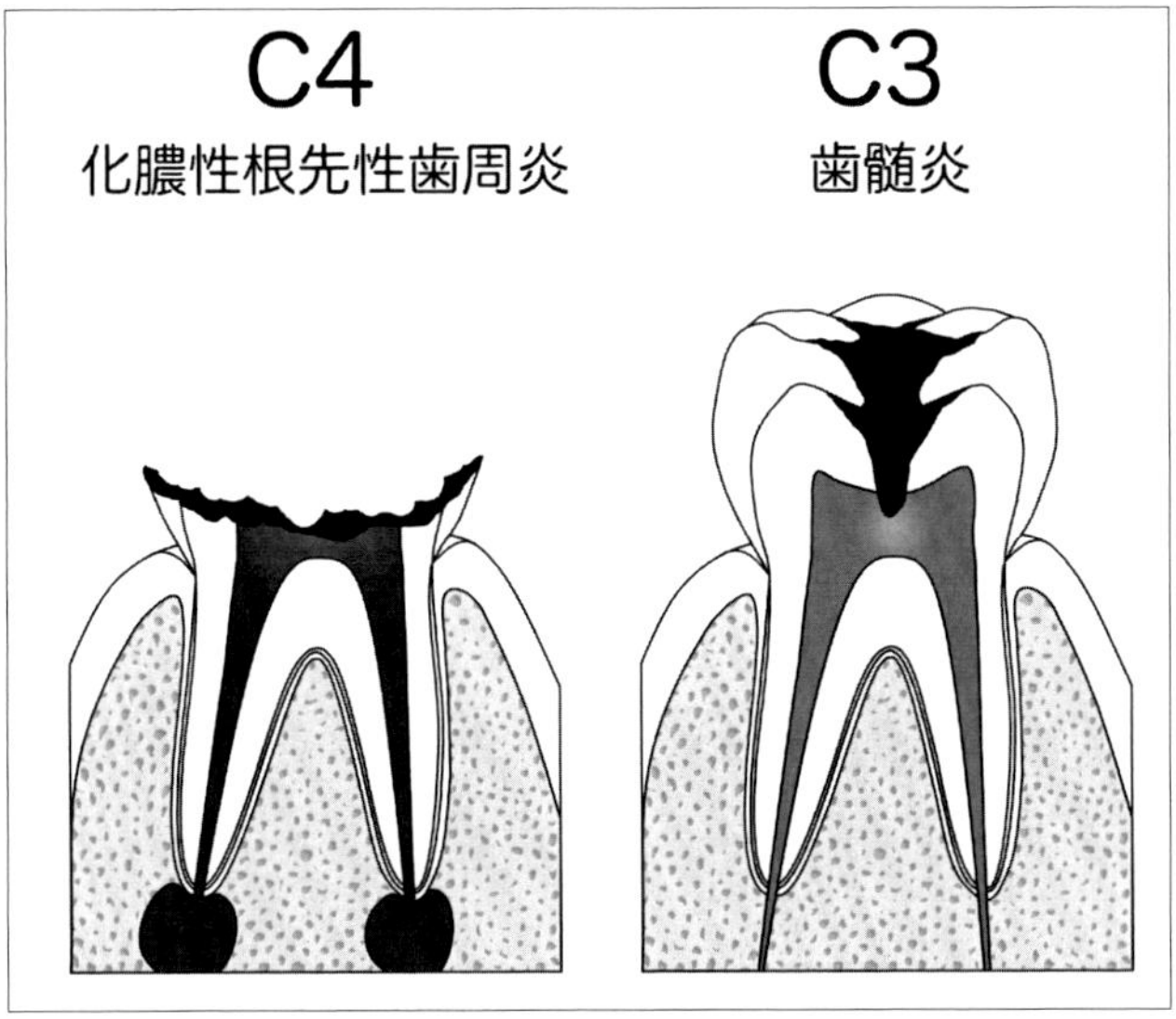

【C３】さらに進行した状態で、歯髄炎となりかなりの痛みになります。歯髄の処置をすることで歯を残すことができますが、老化の一途をたどり変色亀裂等が起こってきます。また放置すると神経の機能が失われて疼痛はなくなります。しかし、これ幸いと思うと、とんでもないことになります。

【C４】再び疼痛に見舞われ、顔の腫れ、発熱などが起き、食事も取れない状態になります。こうなると抜歯をせざるを得なくなってしまいます。

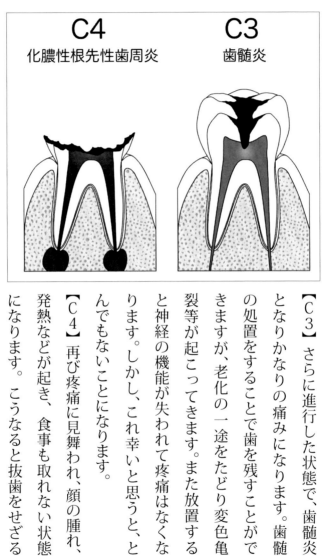

◆虫歯はすぐにできる

のど飴が習慣になり虫歯を作ってきた患者さんもいます。甘い缶コーヒーが好きな人は、仕事をしながら「ながら飲み」「ダラダラ飲み」になり、すぐに虫歯になります。甘い缶コーヒーは角砂糖に換算して、1本あたり10個以上含まれる製品もあります。虫歯に限らず糖尿病などの予防のためにも、摂取はほどほどにしておくのがよさそうです。

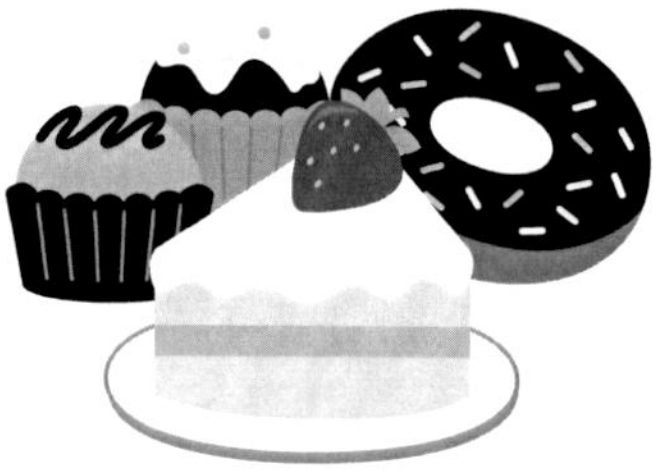

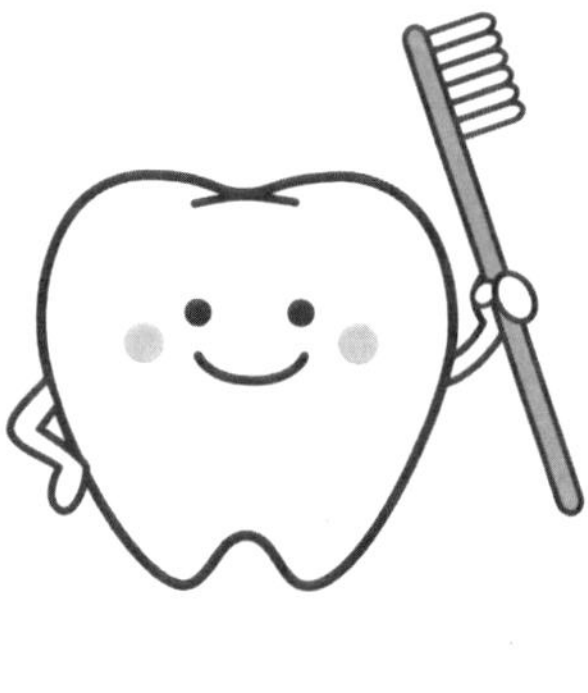

◆虫歯菌も身体に影響か

ミュータンス菌も歯周病菌と同じく、身体の中に入って病気を引き起こします。近年は脳卒中のリスクを高めることが、国立循環器病研究センターなど複数の研究機関によって明らかにされています。これはミュータンス菌の中でも「Ｃｎｍ」というタンパク質の遺伝子を持つタイプで、日本人の保菌率は10〜20％ぐらいと言われています。したがってミュータンス菌もほうっておくと命にかかわることが分かってきました。注意するに越したことはありません。

ミュータンス菌はプラーク（歯垢）に棲み着きます。プラークは第1章で紹介した通り、歯周病菌の住み処にもなっています。したがって虫歯の予防にも、プラークを除去するのが一番。甘い物を口にしたあとは、すみやかな口腔ケアを心がけましょう。

◆急増する高齢者の虫歯

日本歯科医師会が推し進める80歳で20本以上の歯を残す運動「8020《ハチマルニーマル》運動」が2020年には31年目に入り、当初は10％に満たなかった達成者が50％以上になっています。歯が残っている高齢者が多くなったのはとてもよいことなのですが、高齢者に虫歯が増えているのも現状です。

若年者の虫歯はエナメル質なのに対し、高齢者の虫歯は歯茎が後退して露出した歯根のセメント質・象牙質です。原因は、

1）歯周病により歯茎が下がっている。

2）一生懸命ブラッシングをしていたことも一因。

3）セメント質・象牙質はエナメル質より粗面で酸に弱い。

4）体の運動機能の低下で、歯磨きが的確にできなくなる。

などが考えられます。

自院の高齢者の患者さんを診ると、ほとんどが「楔状《くさび》欠損」や歯根部歯質のセメント質・象牙質が露出している「オーバーブラッシング」の所見が診られます。この歯質はプラークが付きやすく取れにくい粗面をしています。さらに露出した象牙質には神経が入っている象牙細管があり、その象牙細管口より虫歯菌が入り酸による脱灰が起きるようになります。象牙質の脱灰は進行が早く疼痛を引き起こし、歯髄を取ることにもなります。

治療後もさらにその周囲の象牙質にすぐ虫歯が広がっていきます。まるでイタチごっこのような虫歯との戦いになります。そのため、露出根面のセルフケアはますます難しくなっていきます。これまで通りの歯磨きでは、歯や歯茎を健康に保つことはできないのです。

◆歯ぎしりを止めることも有効な虫歯予防策

　食べ物以外にも、虫歯を引き起こす原因はあります。例えば「歯ぎしり」。私たちはストレスやクセなどによって、日常の睡眠中で無意識のうちに歯ぎしりや噛みしめをしています。それが長年にわたって続くと、歯がすり減っていきます。こうして徐々にエナメル質が削られ、露出した象牙質が酸の餌食になるわけです。いくら硬いエナメル質とはいえ、長年にわたる習慣的な歯ぎしり等に耐えられるほど強くはありません。

　歯ぎしりで歯にかかる力は、通常の噛むときの6倍以上。人によっては100kg以上にもなると言われており、最悪の場合は歯が割れてしまうケースも。加齢によって弾力が失われたり、虫歯の治療で神経を抜いたりした歯は、とくに割れやすくなります。

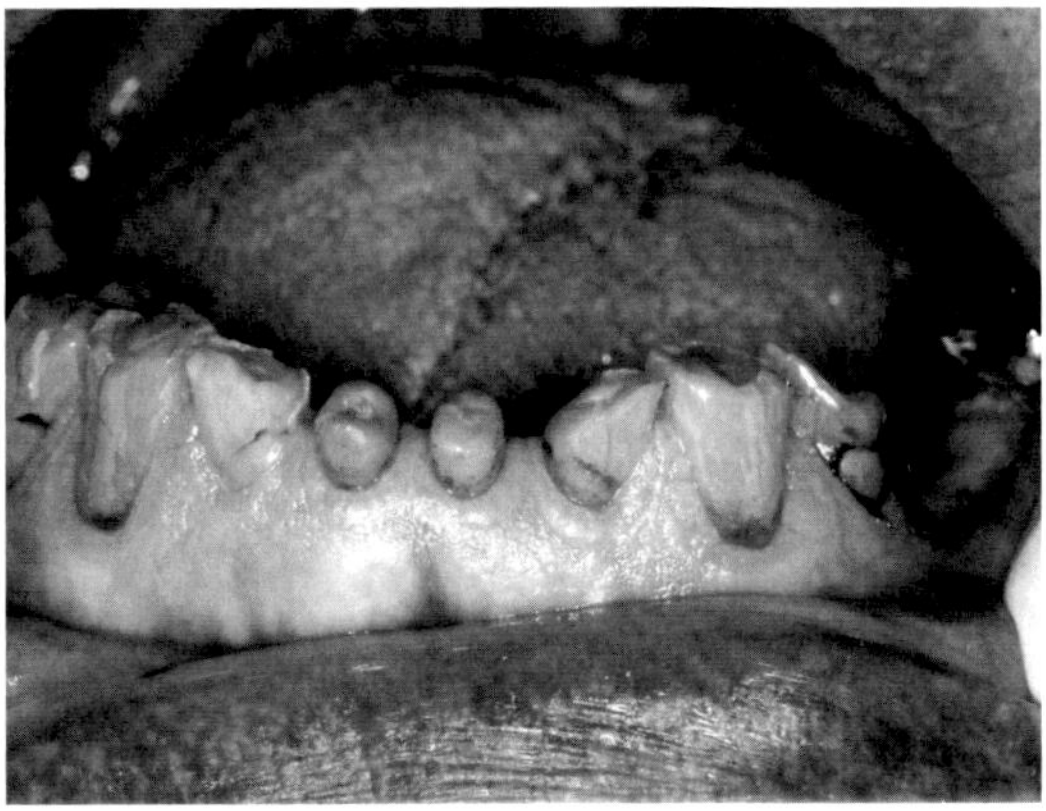

トゥースウエア
虫歯ではありません。トゥースウエアです。かなり歯がなくなっています。口絵⑨もご覧ください。

摩耗、咬耗、酸蝕、小破折といった歯がすり減る現象を総称して「トゥースウエア(Tooth Wear)」と呼んでいます。この現象は仕方がないことと捉えがちでした。しかし、人生１００年時代に入り、東京医科歯科大学の田上順次教授は、このトゥースウエアを歯周病、虫歯に次ぐ第３の歯科疾患に位置付け、対策を強化する必要があると警鐘を鳴らしています。寝ている間に、無意識に歯を傷めているのです。

ナイトガード

トゥースウエアに有効な対策法が「ナイトガード」。スポーツ選手が歯を保護するために使うマウスガードのようなもので、噛む力を干渉して上下の歯が接触するのを防いでくれます。私自身も趣味のスキーをするときにはマウスガードを、寝るときには必ずナイトガードを使用しています。

いびき対策として上顎を固定源として下顎を持ち上げた状態に固定するナイトガードがあります。睡眠時無呼吸症にも使われる装置です。トゥースウエア対策にもなり、口呼吸も防ぐようになり、風邪もひきにくくなります。簡便なのでおすすめです。でも鼻づまりや違和感で使えない方もいます。装着前には必ず口腔ケアをお忘れなく！

コラム

トゥースウエアに有効な

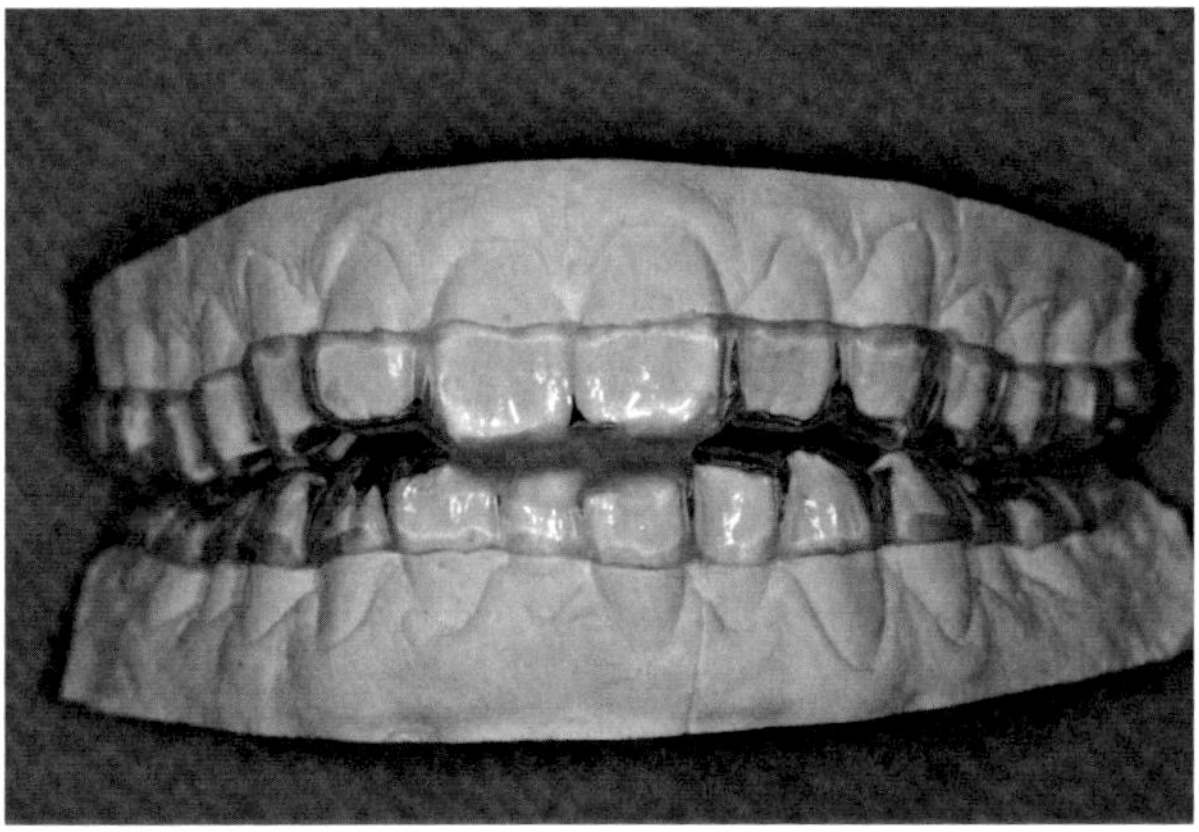

いびき防止用ナイトガード

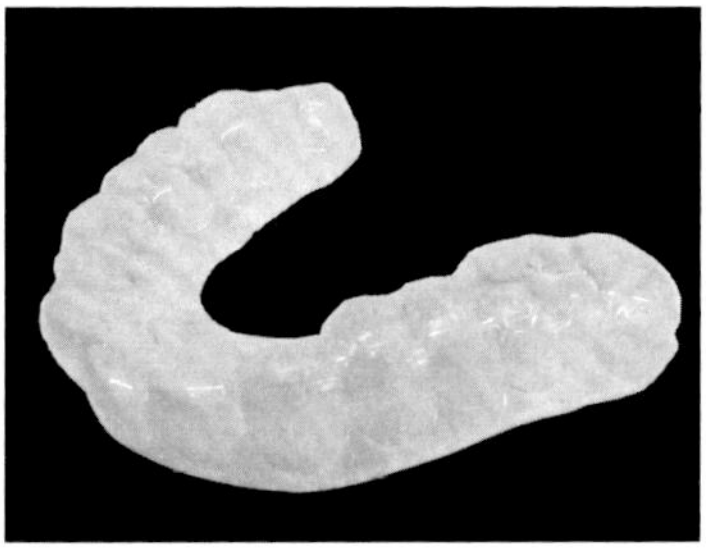

スポーツ用マウスガード

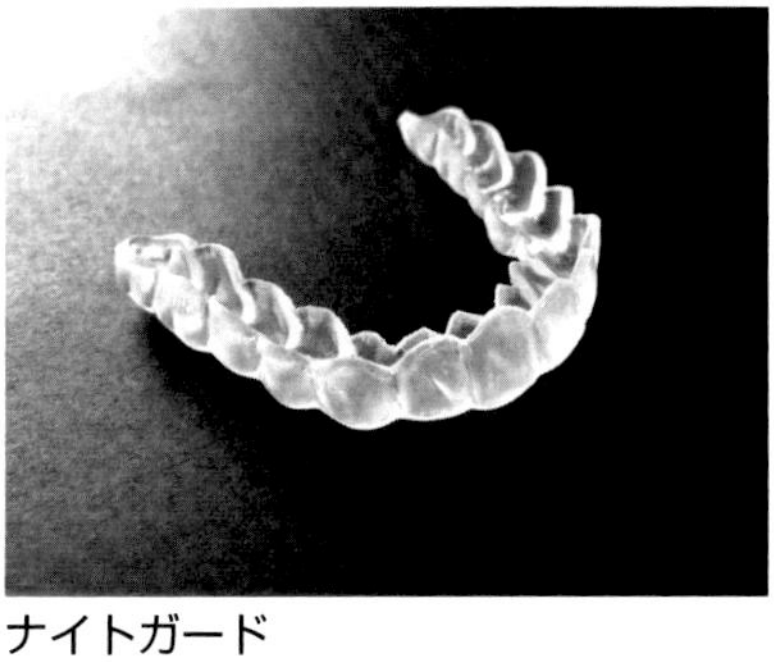

ナイトガード

永久歯のでき方（発生）には個人差があります。形も色も微妙に違いますし、男女では大きさも違います。これらは歯並び以外に問題が起こることはそうありません。ところが、石灰化が遅れた状態で虫歯になりやすい歯が生えたり、溝がクレバスのように深く落ち込んでいたり、小さく穴が開いていたりすると、虫歯菌が入りやすく歯ブラシでは届きません。

臼歯は上下の歯が噛み合っていると咬合面はプラークが付きにくくなります。しかし、生えたてでまだ噛み合っていない歯、歯列不正で噛み合わない状態、あるいは右側、左側のどちらかでしか食餌を噛まない方は、その反対側にプラークが付きます。当然歯ブラシは必要になります。さらに臼歯の噛む面の溝（咬合面の裂溝《れっこう》）の出来方は個人差があります。クレバス状に溝が深い場合は、一生懸命ブラッシングしてもクレバスの中はキレイになりません。ですから生えたての歯

コラム

個人差がある歯の発生

の咬合面に裂溝が現れた時点で、予防的に溝を塞いであげる処置シーラント（小窩裂溝に虫歯菌が侵入する前に、その小窩裂溝を樹脂で塞いで虫歯菌の侵入を抑える処置）が必要です。クレバスの溝からの虫歯は、ブラッシングでもフッ素でも防ぐことができません。

また下顎の小臼歯によく診られるのですが、噛む面に欠けやすい円錐状の結節（中心結節）ができる場合もあります。欠けると神経に影響が出ます。学校健診では見つけにくいので、歯科医院で時間をかけた検査が必要です。乳歯が抜け、永久歯が顔を出したところで、歯の完成度をチェックしてもらってください。

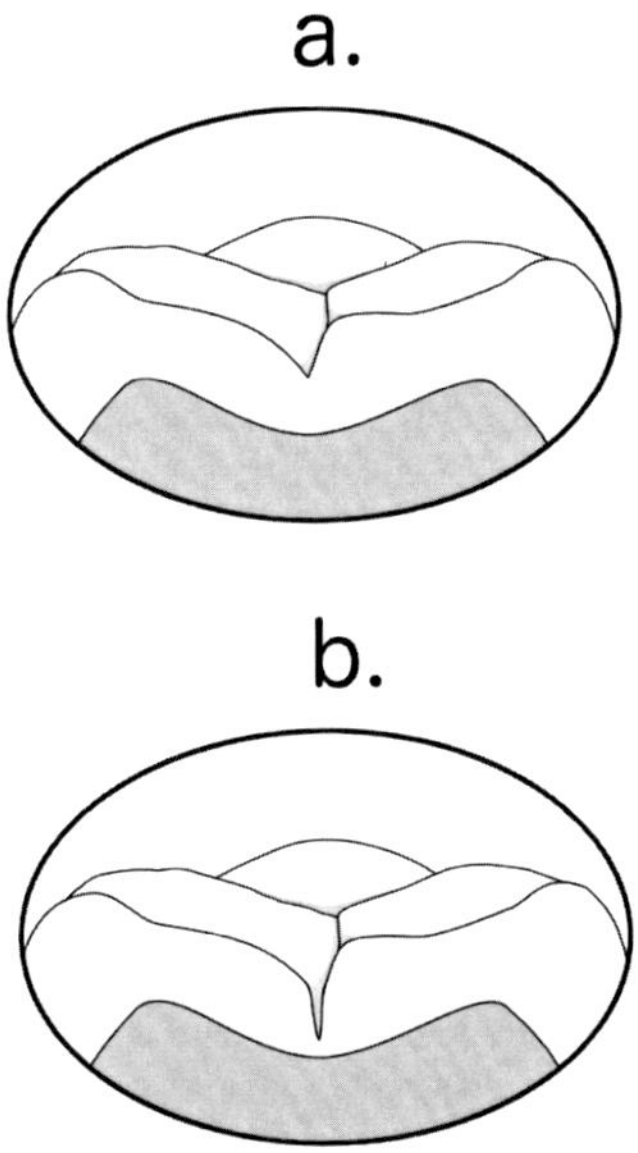

図　臼歯の咬合面のクレバス

咬合面の裂溝は閉じている(a)場合と、クレバスのように落ち込んでいる(b)場合があります。このクレバスに虫歯菌が入り込みます。

コラム

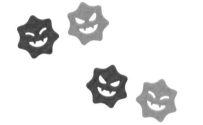

口腔内細菌はしたたかな奴

口腔内細菌は全般に食べカスからの栄養ばかりではなく、唾液や体液成分を栄養素にして育ちます。食事をしなくとも、ちゃんとプラークは溜まっていきます。「夕食をしていないから口腔ケアなしでも大丈夫だ！」はとんでもないことになります。細菌はとてもしたたかな奴なのです。

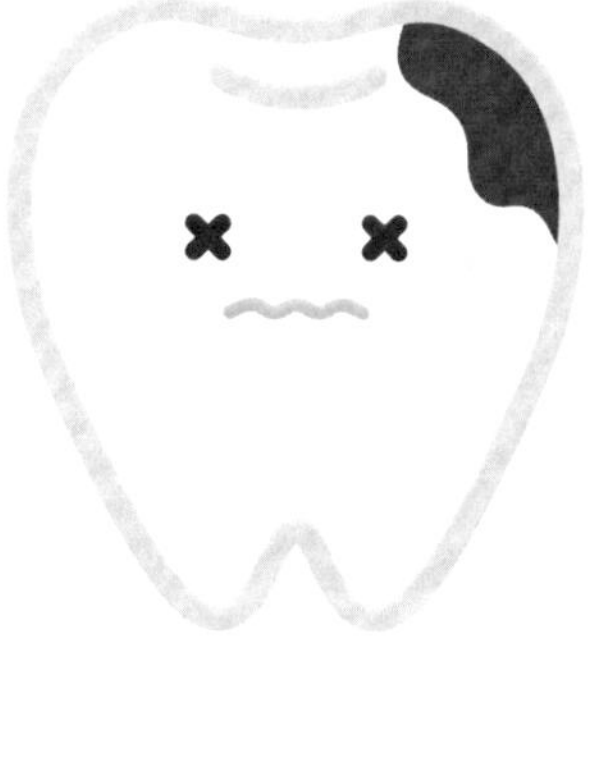

第3章
歯磨きが歯をダメにする！
オーバーブラッシング

◆磨き過ぎが歯と歯茎を傷めている

「オーバーブラッシング」という言葉が、テレビや新聞で注目を集めるようになりました。これは力の入れ過ぎや時間のかけ過ぎによる、歯の磨き過ぎのことです。オーラルケア（口腔衛生）に一生懸命になるあまり、誤ったブラッシングで歯や歯茎を傷付け、かえって虫歯や歯周病のリスクを増大させてしまう…。このような悪循環に陥っているケースが、実はとても多いのです。

以下のような方も、オーバーブラッシングになりがちです。

●歯の着色、茶渋、タバコのヤニが気になる人
●口臭が心配、呼気に自信を持ちたい人
●「ながら磨き」が習慣になっている人

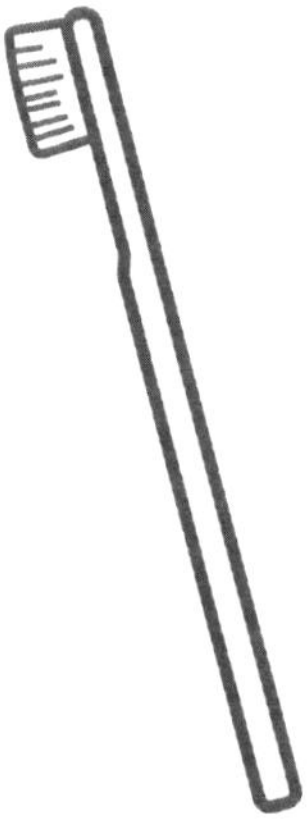

虫歯や歯周病の効果的な予防策は、原因となるプラーク（歯垢）をすみやかに除去すること。その手段として、歯ブラシ、デンタルフロス、歯間ブラシ、ワンタフトブラシを総動員して、できるだけ擦り取る方法が主流になっています。これを「プラークコントロール」と称していますが、長年続けると力の入れ過ぎや擦り過ぎが、さまざまなトラブルを引き起こします。

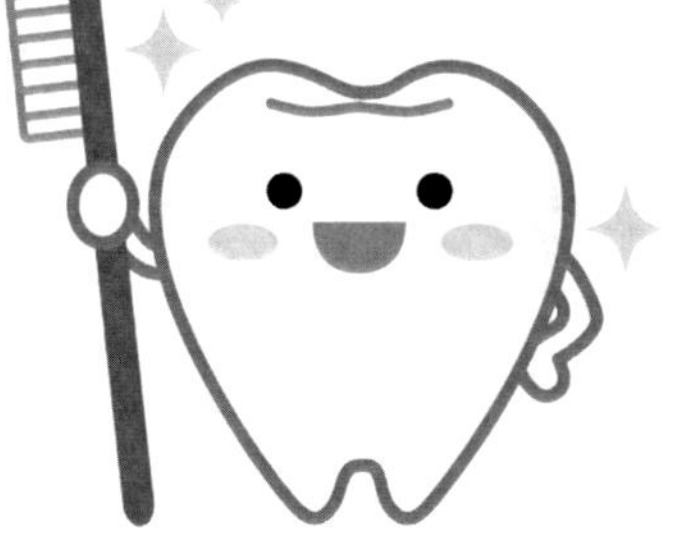

◆歯茎が下がって虫歯のリスクが増大

オーバーブラッシングによって、歯と歯茎はどうなってしまうのでしょうか？左の写真は15歳の男児です。虫歯は1本もなく、一見とてもキレイな口の中ですが、以下のように所見されます。

●エナメル質が減り出したせいで、歯の表面が光っている。
●上顎の第1小臼歯の歯茎が下がって退縮している。
●歯茎の退縮によって歯の根本（歯頸部）の象牙質が露出している。
●歯冠部が長くなっている。

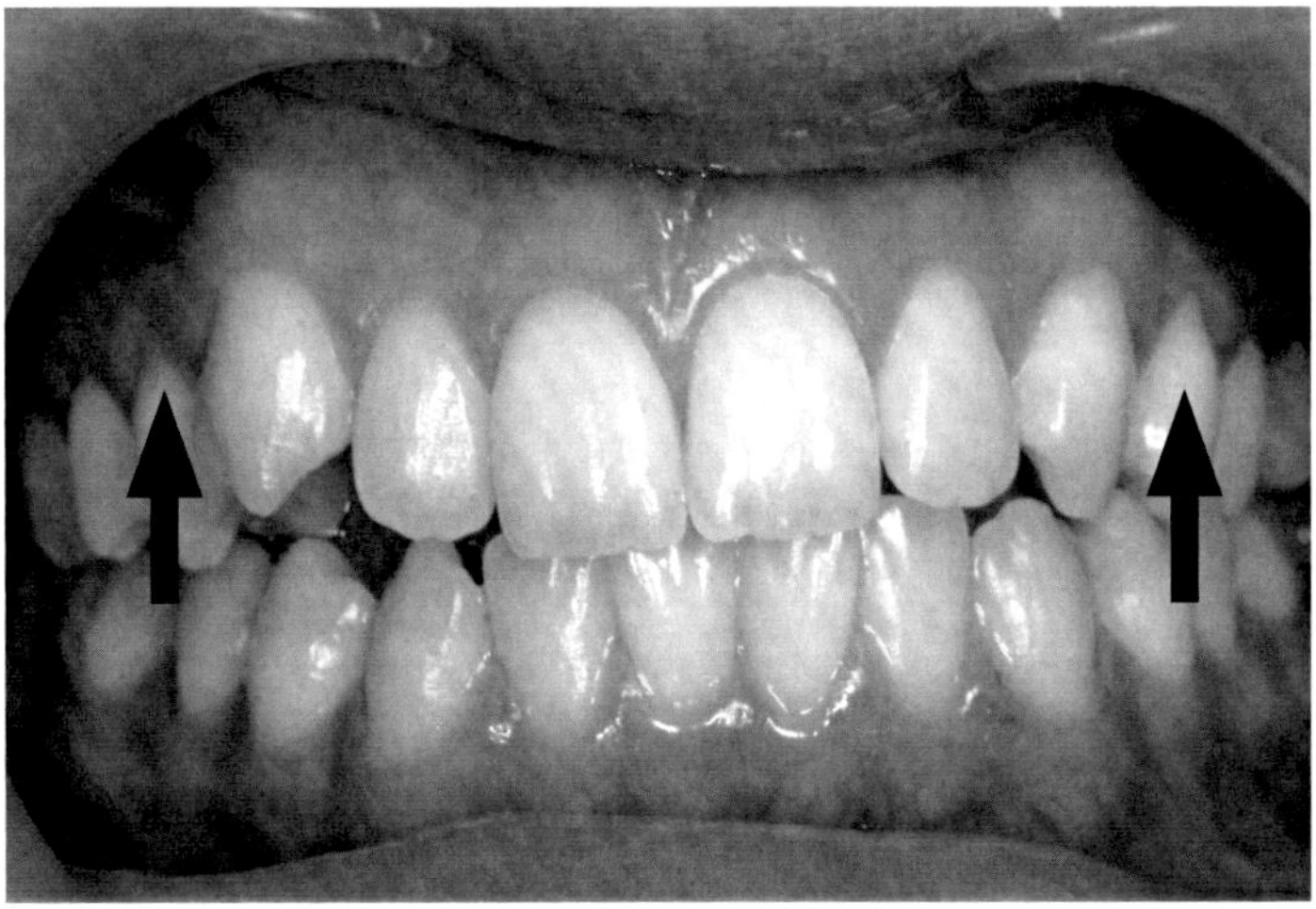

オーバーブラッシングの例

この例はすでに 15歳にして、オーバーブラッシングの典型的な
症状が現れています。口絵④のカラー写真で確認してください。

◆自覚しにくいオーバーブラッシング

①歯ブラシで擦り過ぎて、ダメージを受けた歯茎が退縮している。
②通常なら歯茎の下に隠れている歯根部が露出している。
③全体的に歯茎が退縮しているので、歯冠部が長くなっている。
④歯の表面が減り出し光っている。

このような現象を自覚して来院する患者さんはほとんどいません。自分では気が付かず徐々に進むのがオーバーブラッシングです。

一度退縮してしまった歯茎は、残念ながら完全に元に戻すのは不可能。これ以上症状が進行しないよう現状を維持するのが精一杯なのです。そして露出した歯根部は、真っ先に虫歯のリスクにさらされます。

歯根部の虫歯は「根面カリエス」と呼ばれています。歯根部は硬いエナメル質に覆われておらず、柔らかいセメント質、象牙質がむき出しになっているため、歯を溶かす酸の格好の餌食になります。また、歯ブラシの横磨きの状態が長年続くと「楔状欠損《くさび》」になっていきます。

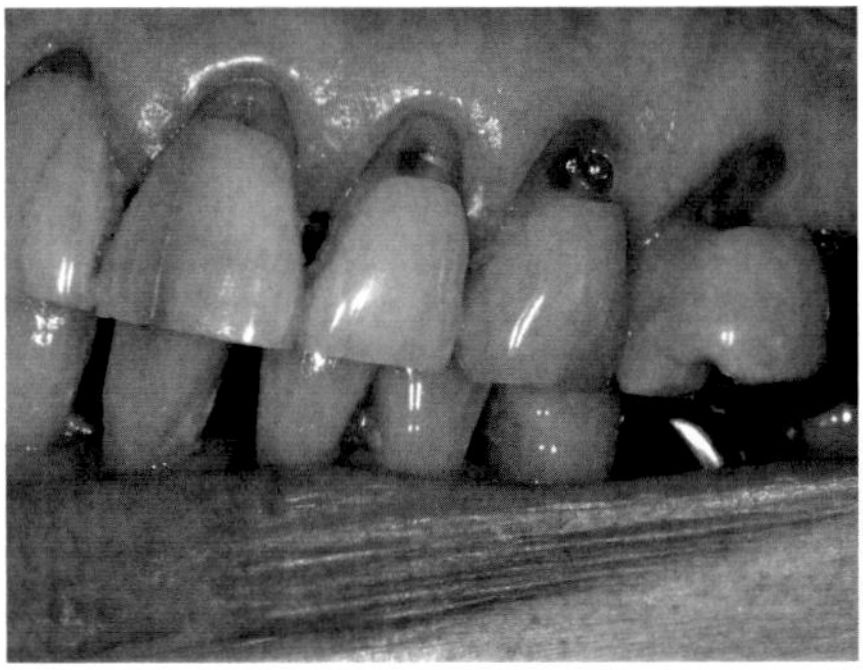

楔状欠損の例

写真は横磨きによる進行した「楔状欠損」で、一生懸命ブラッシングした結果です。露出した象牙質がすでに酸に蝕まれて茶色くなっています。大木を切り倒す際に根本に楔（くさび）を打ち込むように歯の根本から楔のような型に減るため、このように呼ばれます。爪で擦ると削れた窪みが分かり、冷気や冷たい物を口にすると痛みを感じるようになります。このまま症状が進行すれば、歯髄にまで達し激痛となります。挙句の果て歯髄を取ることになります。

口絵⑥をご覧ください。

◆意識は高まったものの、徹底できない正しい磨き方

先ほど紹介した事例は15歳の男児でしたが、10代後半のオーバーブラッシングは決して珍しくありません。しかもオーラルケアに対する意識が高く、しつけに厳しい家庭ほど多い傾向にあります。12歳頃に乳歯はなくなり永久歯に生え代わります。この時期からのブラッシングが影響してきます。14歳ぐらいからオーバーブラッシングの弊害が現れはじめ、高校生になると相当な数の生徒に歯茎の退縮が見られるのです。人生１００年時代に20本以上の歯を残さなければならない目標を考えると、暗澹《あんたん》たる思いになります。こうなってしまったのは、小さい頃からの歯磨き指導に問題があるから。ただ〝磨きなさい！〟と強制するばかりで、正しい磨き方を指導してこなかった結果です。これは私たち歯科医にも責任があ

ると感じています。「磨け！　磨け！」はいけません。近年よく使われる言葉で「ヤバイ」ことになります。しかし現実に大人でもできないプラーク除去の難しさが突き付けられます。

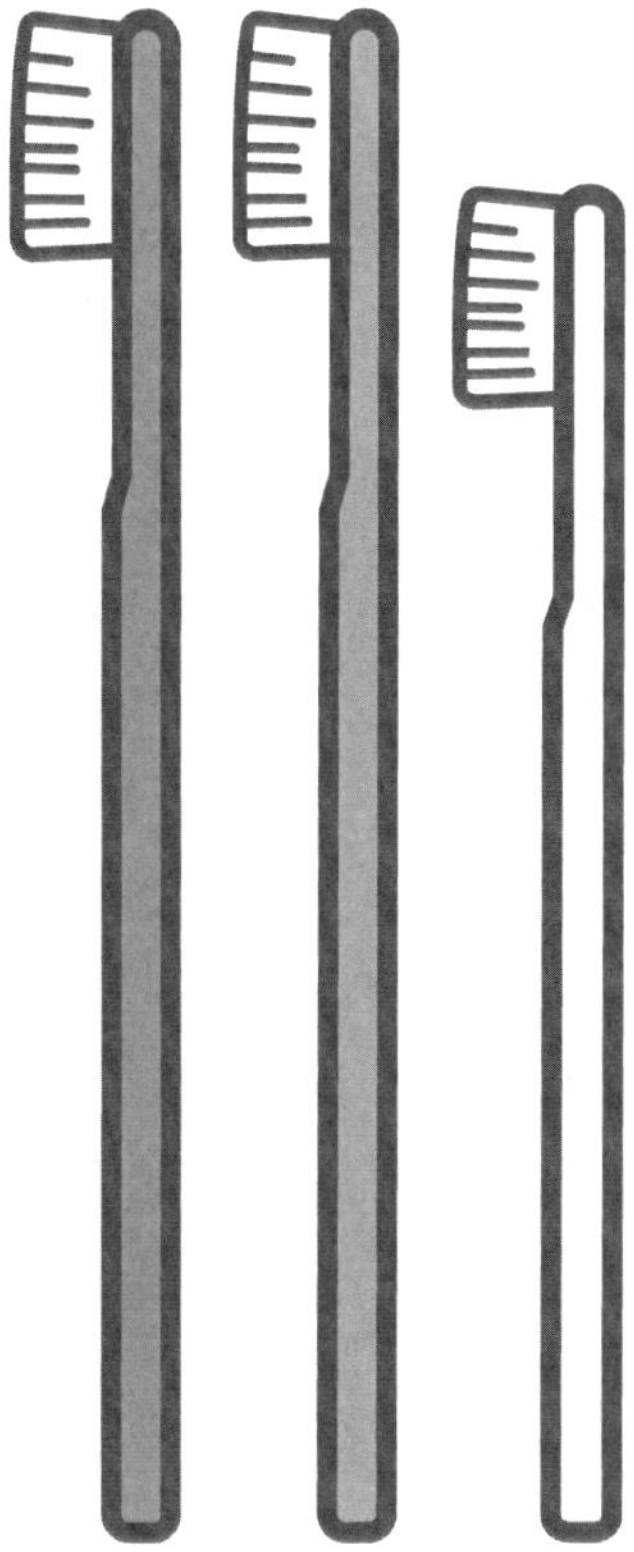

◆親（保護者）の意識が影響する小学生・中学生時代

私は地域の校医として、小学校に上がる前の児童の就学時前健診と小学校健診を40年以上行なってきました。虫歯のない子どもが本当に多くなったのは、オーラルケアに対する親御さんの意識が高く仕上げ磨きの成果でしょう。また、小学3～4年生頃から自分で歯ブラシをする親離れが起きますが、親は心配で「歯を磨いたか?」、「歯ブラシをしてから寝なさい!」と、しつけを徹底する家庭が増えたからだと思います。

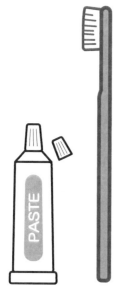

これは一見、とてもよい傾向です。５～12歳頃は乳歯から永久歯に生え代わる時期で、虫歯になるリスクも高まります。生えたばかりの永久歯はエナメル質がまだそれほど硬くなく、耐酸性もそれほどありません。本来の硬さになる「石灰化」が完了するのは20歳ぐらい。歯が未熟な子どもの時期こそ、正しいケアを身につけなければならないのです。

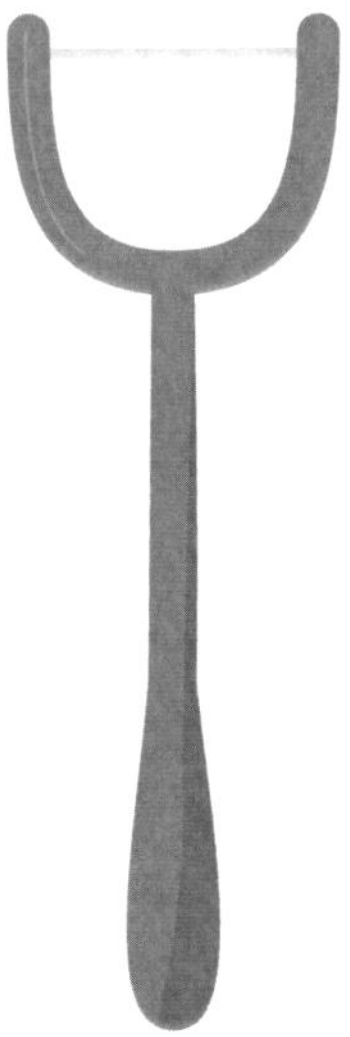

デンタルフロス

◆小学6年生までは親（保護者）の仕上げ磨きが必要

小学3～4年生頃には歯磨きの親離れが起きても、大方磨けていない状態です。親のチェックが必要で、時々プラークを赤く染め出して確認することも大事です。また歯間の清掃のためには、デンタルフロス（第4章参照）も使う必要があります。この年齢ではデンタルフロスを自分で使うのは難しいため、親が歯間のチェックをしてケアするのをおすすめします。できたら小学6年生までは仕上げ磨きをしてあげてください。中学生になるとそれがいじめの対象になるかもしれませんので、歯科医院での定期健診でチェックを受けるようにしてください。また、歯周病対策についても将来への分岐点となる大切な時期。最近の研究で、6歳から永久歯が生え終わる18歳頃までに、歯周病菌の定着が起こることが分かってきたのです。つまり子どものときに対策をしっかり行なって定着を阻めば、将来の歯周病のリスクを大幅に軽減できるのです。そのためにも「音波式電動歯ブラシ」（第6章参照）と「ウォーターピック（ＷＰ）」（第5章参照）を活用していただきたいのです。

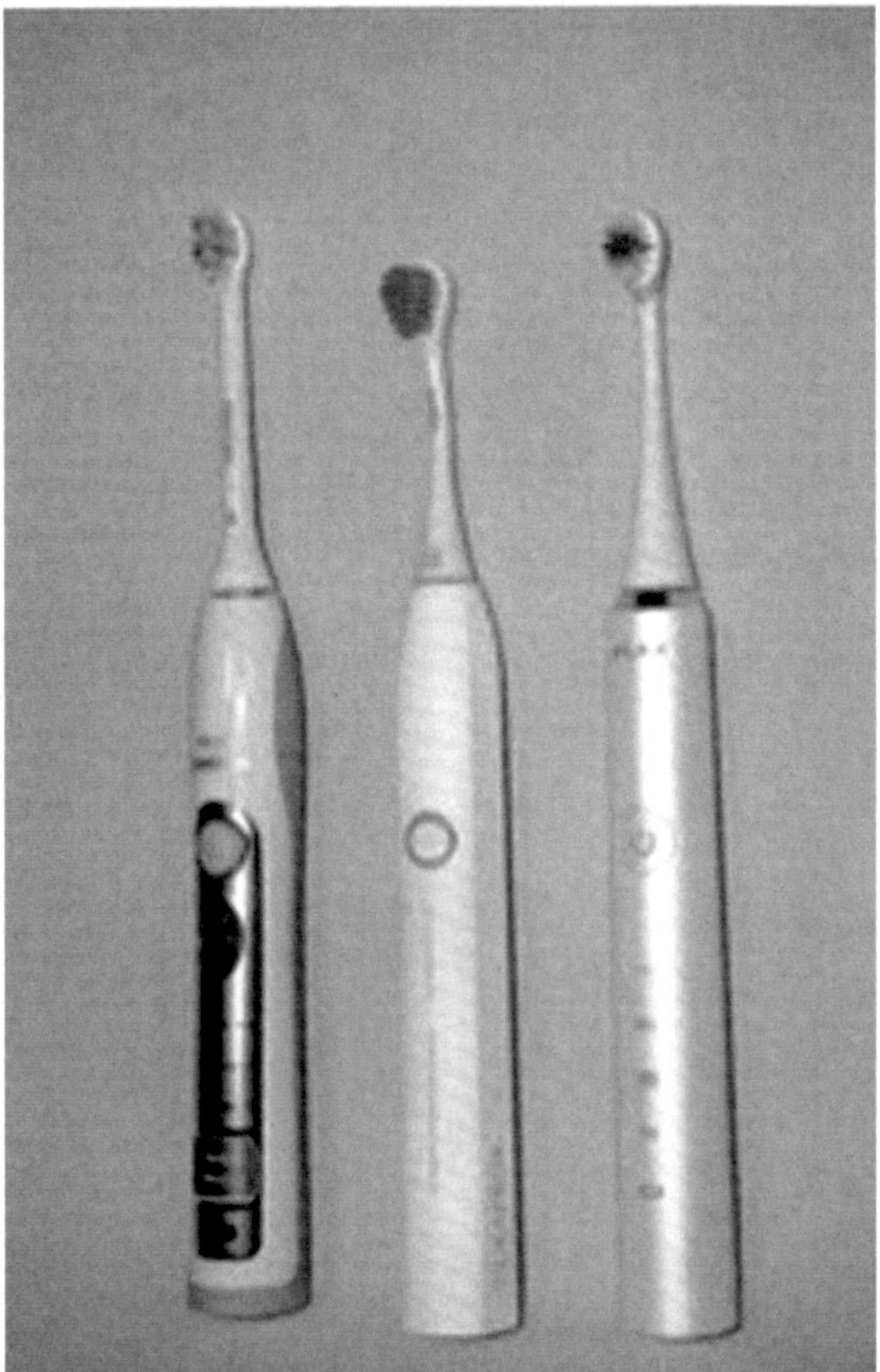

音波式電動歯ブラシ

◆乳歯ケアと永久歯ケアの切り替えが必要

乳歯のケアは虫歯予防のためのケアです。オーバーブラッシングになることはありません。親（保護者）の責任でケアが必要です。永久歯は6歳前後から生えてきます。幼弱永久歯ですのでしっかりとしたケア、ブラッシングが必要です。10歳過ぎまでは乳歯と永久歯の混合歯列です。また口腔ケアも親離れが起きて自分で歯ブラシをする年齢になります。小学6年生12歳頃には乳歯はなくなり永久歯に生え代わります。この頃よりしっかりとブラッシングするケアではなく繊細なケアが必要になってきます。歯茎を大事にするケアです。手用歯ブラシは歯茎を擦ってしまいダメージが起きます。自分でできるようになるまでは、親の介入がやはり必要です。優しいケアで、歯ブラシはペングリップで細かく動かし、歯と歯茎を丁寧にケアしていきます。歯茎とくに歯頸部は、歯よりさらに優しくトゥースピック法（86ページ）でブラッシングしてください。大人でも難しいケア方法ですが、これを楽にしてくれるのは音波式電動歯ブラシ（第6章参照）です。毛は軟らかめを選び2分で終えるようにします。ＷＰが使える年齢は12～13歳頃からです。オーバーブラッシングを避けるためにも、この頃の年齢から口腔ケアの切り替えが必要なのです。

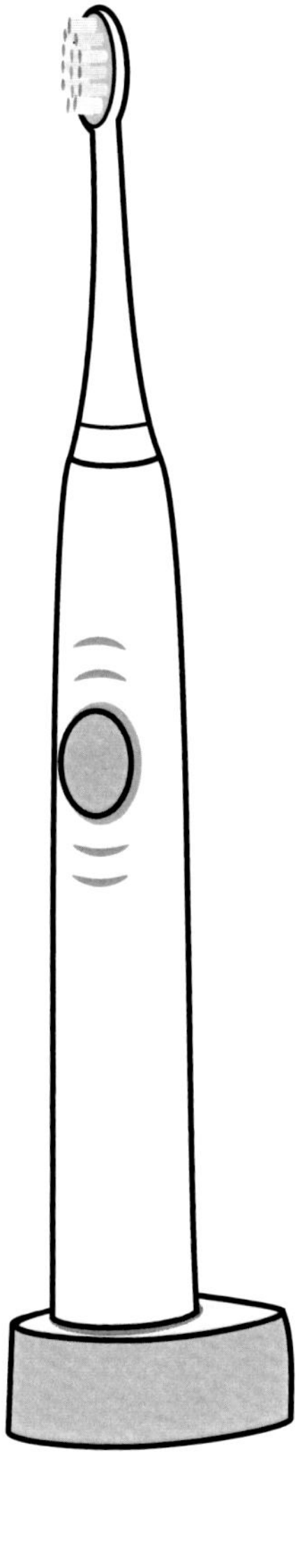

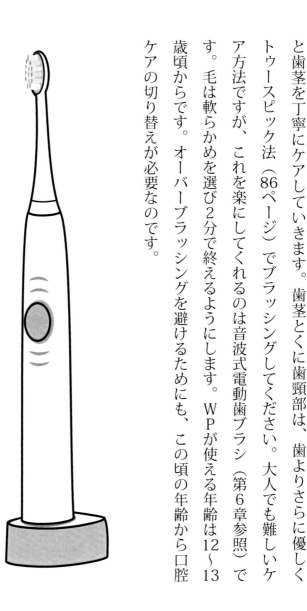

◆歯ブラシによるプラークコントロールもオーバーブラッシングの一因

プラークコントロールをするため、前歯は表の面と裏の面、さらに両コンタクト面の4面、臼歯は噛む面（咬合面）を加えた5面に分けてプラークを染め出し、残っている面はカウントされ「プラークスコア」として数値化されます。その結果を見て〝プラークスコアを下げよう！〟と、ますます歯磨き指導に熱が入ります。しかし数値を下げることばかりに目を奪われていると、オーバーブラッシングに陥るという悪循環が待っています。

歯には歯ブラシの当たりやすい箇所と当たりにくい箇所があり、プラークの染め出しで磨き残しの箇所を指摘されても、そこをピンポイントで磨くのは至難の技です。すでに磨けている箇所に歯ブラシが当たって過剰に磨かれ、磨かれていない所を磨くわけです。その結果、歯や歯茎を傷付けてしまいます。歯茎が傷付いて退縮すれば、虫歯のリスクも高まります。ここで歯間ブラシを使うことになりますが、第4章で述べる新たなリスクが増えることになります。

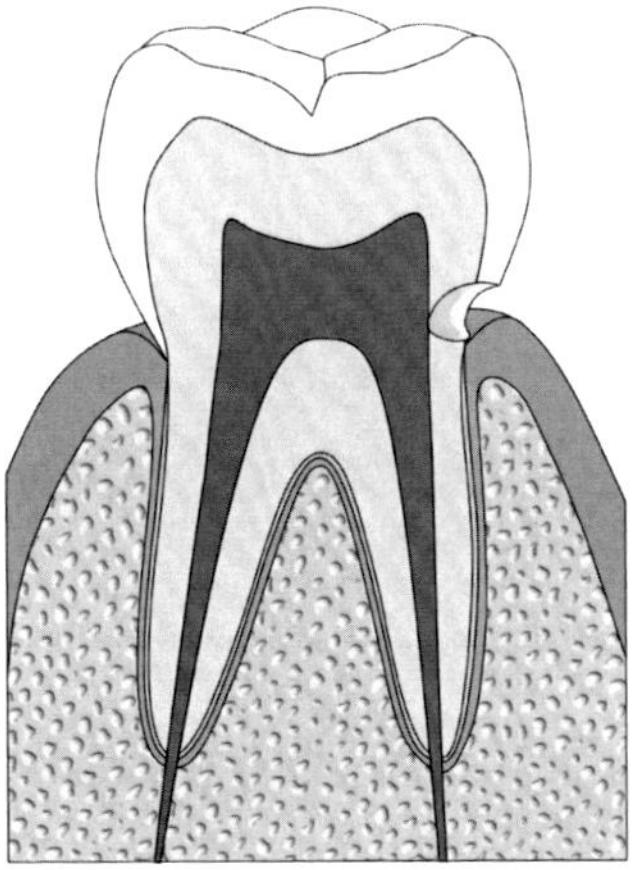

オーバーブラッシングによる「楔状欠損」

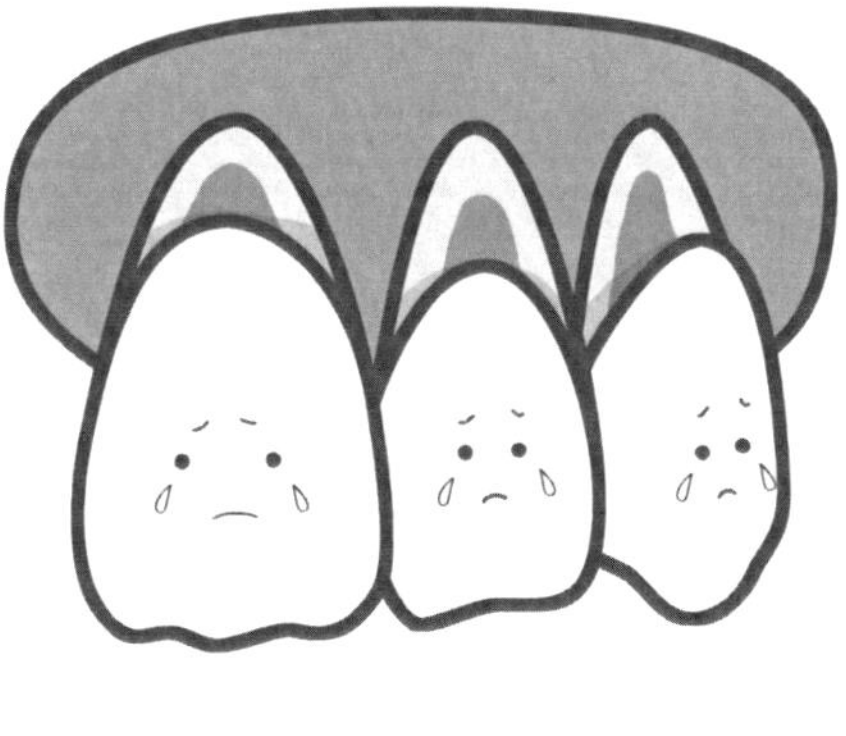

◆「ながら磨き」もオーバーブラッシングの一因

ブラッシングに長い時間をかけるのも危険です。歯周病関連学会は「歯茎のマッサージを兼ねて、丁寧に10分ぐらいかけて磨きましょう」と、指導しています。新聞を読みながら、テレビを見ながら、お風呂に入りながらの「ながら磨き」も奨励されています。しかし「ながら磨き」は私に言わせれば「ダラダラ磨き」。意識を集中させないと同じ箇所を何度も磨いてしまい、オーバーブラッシングになる恐れがあります。私の歯科医院で歯磨きを指導する際には手用歯ブラシは3分以内、音波式電動歯ブラシの場合は2分以内と、必ず時間制限を設けています。ただしWPを使うことが条件です。

　ここで考えられる問題は、小学校から高校まで、どの程度でブラッシングを止めればよいのかを指導していないこと。歯科健康診断書を見ても、アンダーブラッシングのチェック項目はありますが、オーバーブラッシングの項目はありません。このようなことから皆さんはしっかり磨くのが大前提で大人になってきています。理想はオーバーでもアンダーでもない、適正なレベルのブラッシングです。

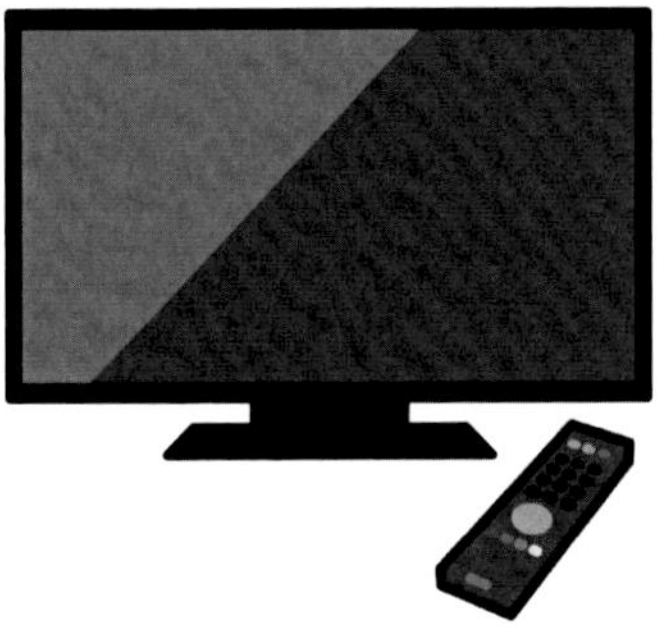

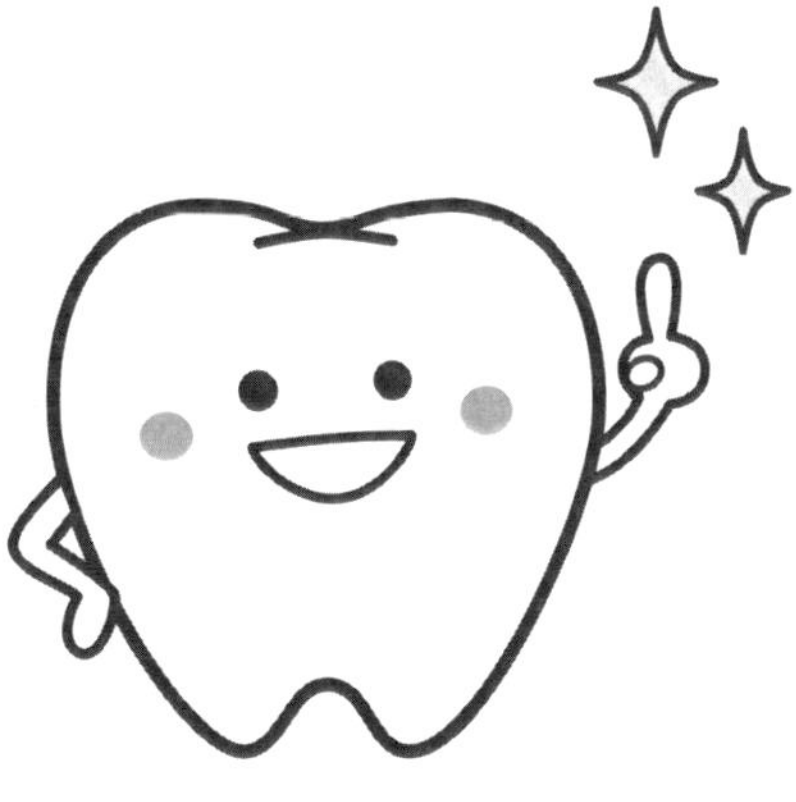

◆「歯の表面が光っている。」一見よいことでは？

「歯の表面が光っている。」一見よいことではと思われますが、エナメル質が減り出している可能性があります。口絵⑤下の写真をご覧ください。「周波条」は非常に浅い線なのでなくなりやすいと言われていますが、その一番の原因は歯ブラシで擦ることでなくなっていきます。では上の2枚の写真はどうでしょう。同じ20代の女性です。左は歯の表面が凸凹《でこぼこ》し、周波条もわずかに観察されます。右は凸凹も周波条も全くなくなっています。硬いエナメル質ですが、毎日のブラッシングには負けてしまい減り出しています。そのうち象牙質の黄ばみが透けるようになります。このようなことからもブラッシングの時間制限は大事なのです。

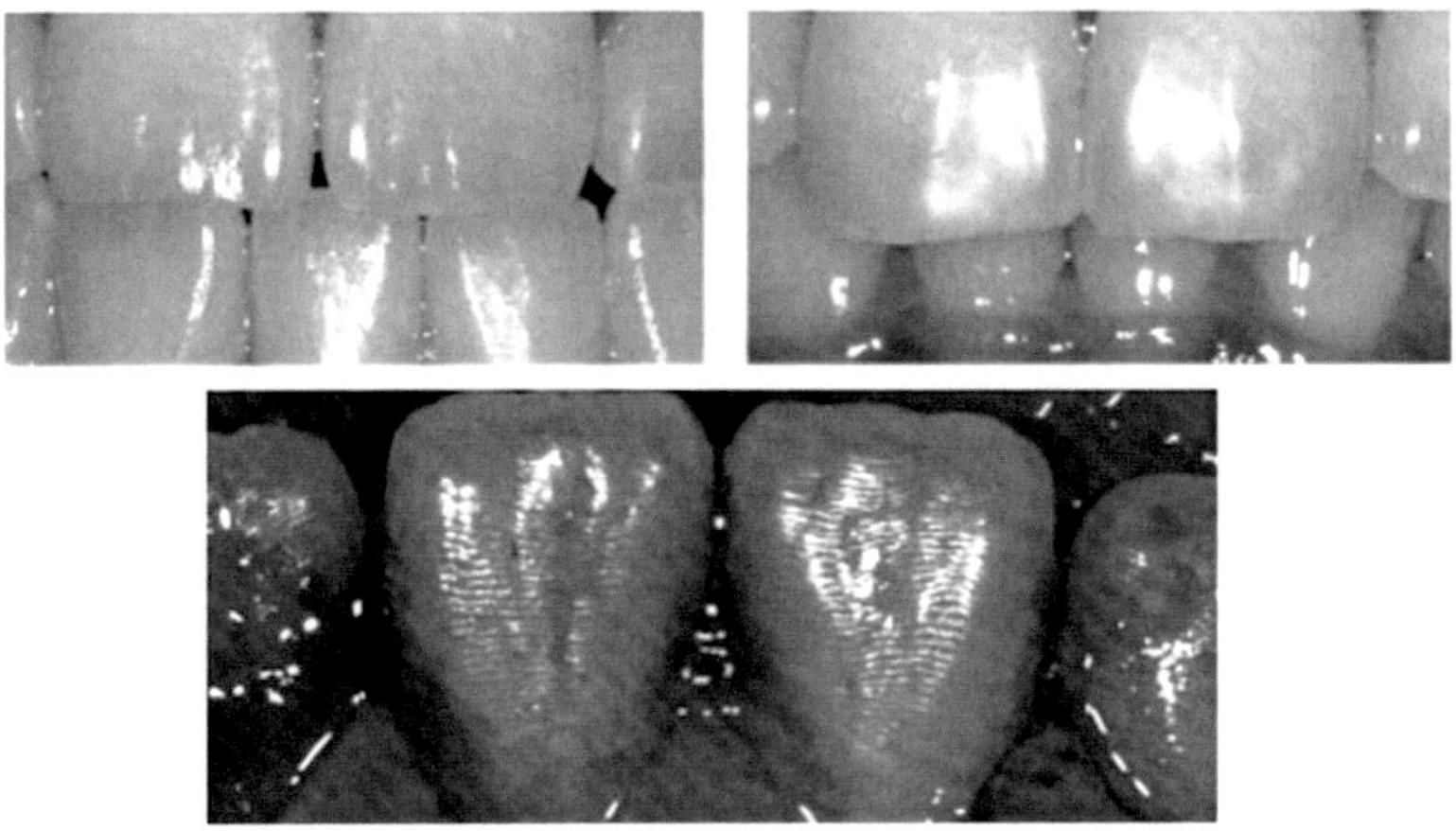

歯の表面が光っている

〈写真：下段（口絵⑤）〉９歳の男児の歯の表面です。凸凹し、横に幾つもの線が走っているのが分かります。これは歯の発生段階（36 ページ歯の生え方）で歯の頭から順にエナメル質が出来上がってくるので起こります。「周波条」と言います。

〈写真：上段左右（口絵⑤）〉同じ 20 代女性の歯の表面です。左には周波条が見られます。右は凸凹も周波条も消滅しています。

◆正しいブラッシング・適正ブラッシング「言うは易く行なうは難し！」

正しいブラッシング・適正ブラッシングを毎日行なっていれば、虫歯も回避されオーバーブラッシングにもなりません。しかし現実には、これがなかなか難しいのです。我々（歯科医、歯科衛生士）も患者さんに「キレイに磨けるようになりましたね！　頑張ってください。」と言いますが、これが危険な第一歩なのです。数年後にはオーバーブラッシングの所見が出るかもしれません。磨けていないアンダーブラッシングの所見はすぐに分かります。しかしオーバーブラッシングの所見は時間がそれも年単位の時間で現れてきます。すぐには分からないのです。ですから歯ブラシケアの時間は短いほど安全なのです。

　こうした現実を解決するには、アンダーブラッシングから徐々にレベルを上げて、適正なレベルのブラッシングを探ることができれば、歯茎の退縮や楔状欠損を防ぎながらプラークを除去できるわけです。これには歯ブラシの時間制限をして、ＷＰでカバーしてもらうことです。

「ウォーターピック」と「音波式電動歯ブラシ」。第5章以降で詳しく説明します。

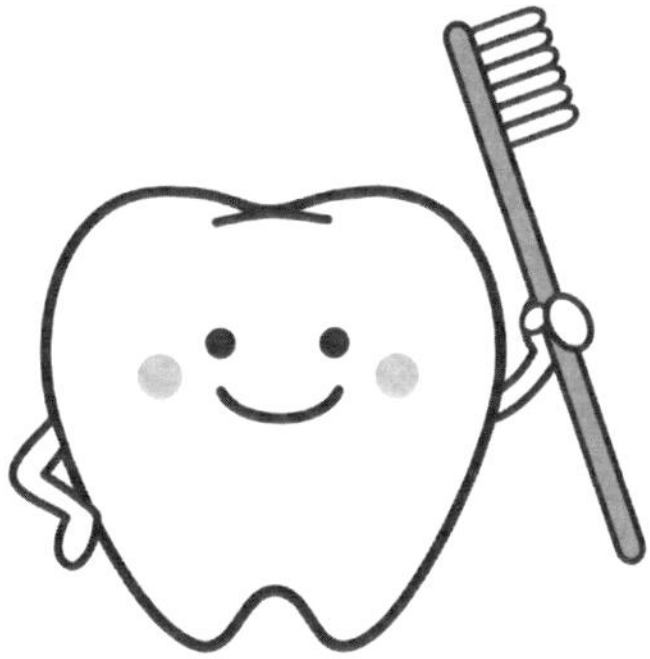

◆歯間部は「トゥースピック法」で磨く

ブラッシングは短ければ短いほどオーバーブラッシングになりません。ブラシの当たりやすい所はすぐにプラークは取れてくれます。ブラシの当たりにくい所、それは隙間にいるプラークです。そのプラークまでブラシで取ろうとするのが間違いなのです。ここで無理なことをしているのです。

当たりにくい所は歯間部です。逆に歯頸部はあまり当ててほしくない所です。硬組織と軟組織を同じように擦るのは止めましょう。歯茎に優しいトゥースピック法を使うことになります。第6章で説明いたします。

上の写真は歯茎を傷めますが、下の写真は歯茎に優しいトゥースピック法です。

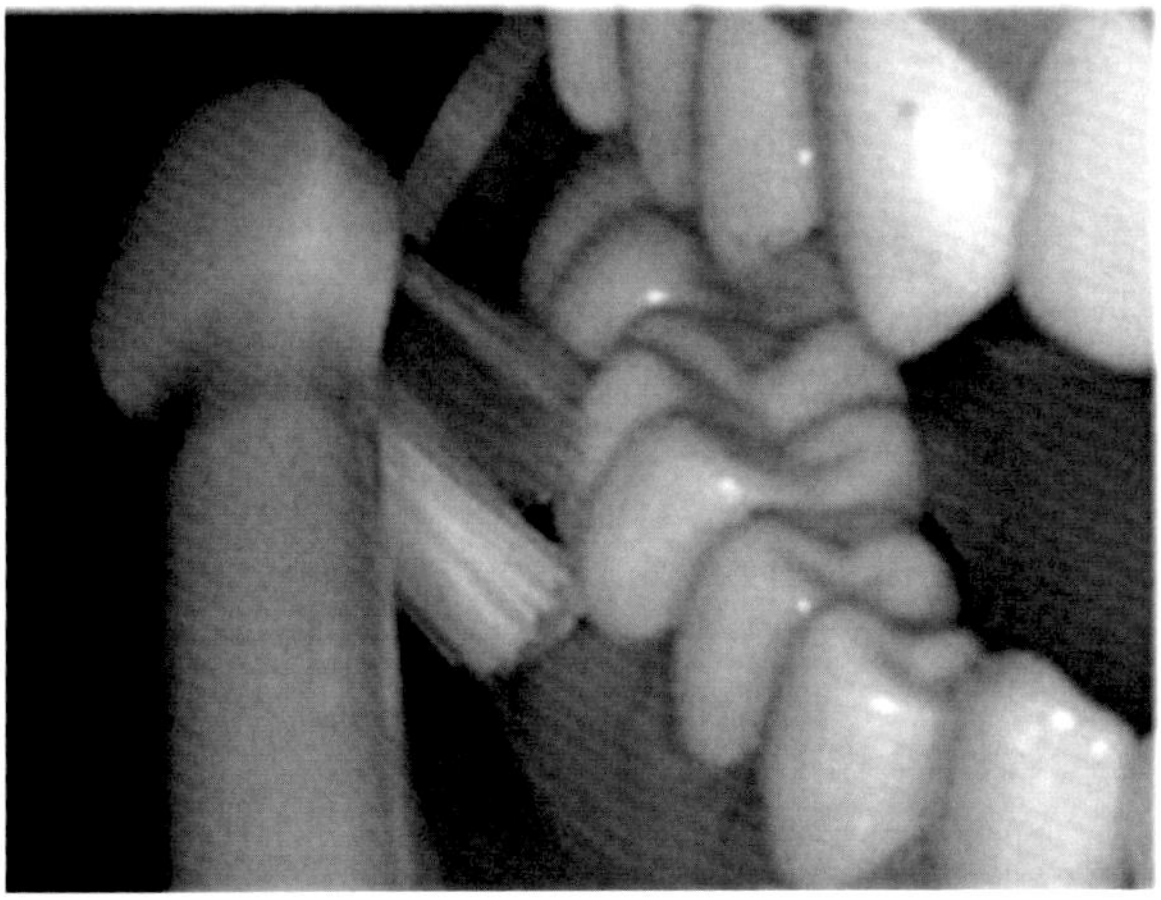

歯肉を傷める磨き方

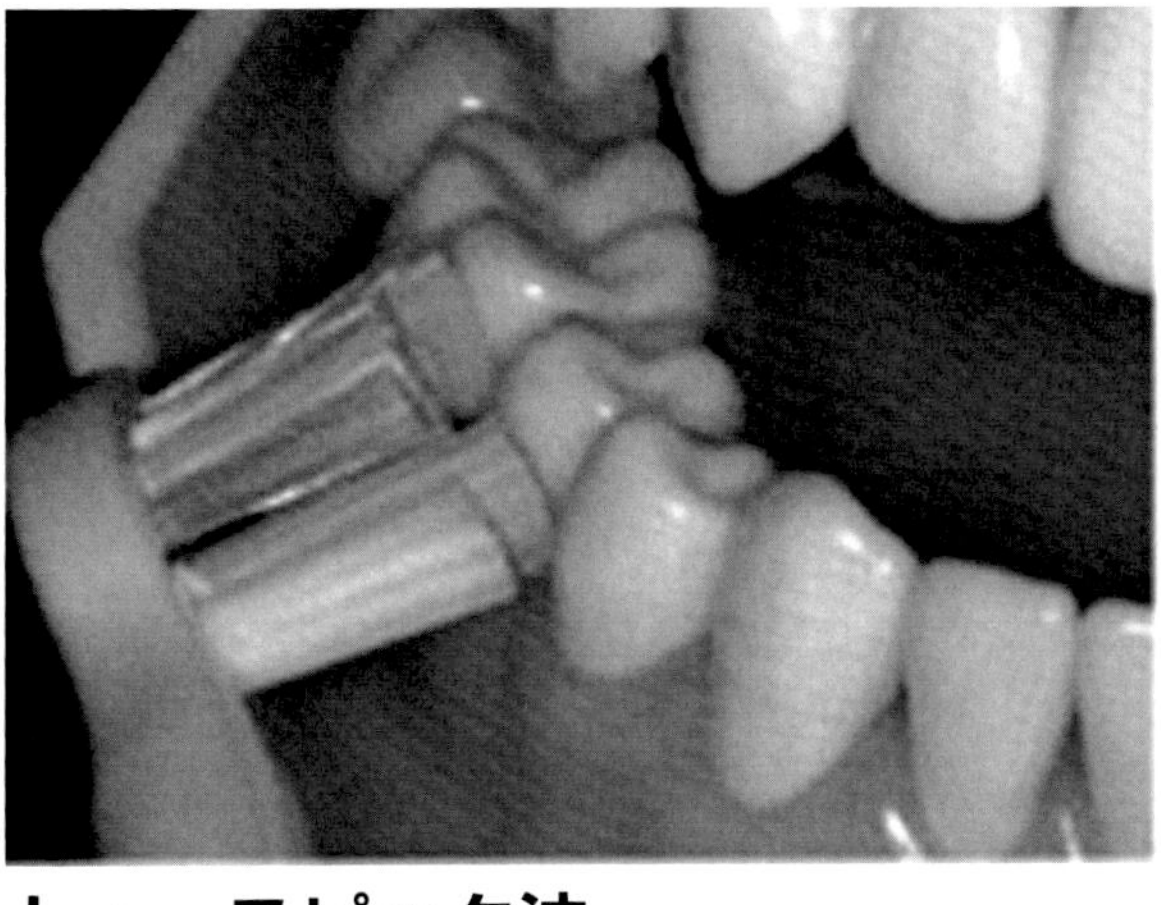

トゥースピック法

歯肉を傷めず、歯間にブラシが入りやすい。
口絵⑦もご覧ください。

◆オーバーブラッシングにならない、「時短ブラッシング」のコツ

では「時短ブラッシング」はどうしたらよいのでしょうか？

歯ブラシの当たりやすい所は、すぐに磨けています。それも音波式電動歯ブラシですと大きな隙間までは入ってくれます。でもそれ以上は望めません。目安は手用歯ブラシの場合は3分、音波式電動歯ブラシですと2分で十分です。しかし、歯ブラシの当たりにくい所のプラークは残るわけです。そこで登場するのがウォーターピック（WP）です。歯間・歯頸部のプラークをいとも簡単に除去してくれます。さらに歯肉溝・歯周ポケットの洗浄も歯茎を傷めることなくしてくれるのです（第5章で詳しく説明いたします）。

結論を言いますと、歯と歯茎を温存させるためには時短ケアが必須なのです。手用歯ブラシは3分以内、音波式電動歯ブラシは2分以内にし（技量を上げてさらに時短に）、次に4～5分のWPで仕上げます。こうすることがオーバーブラッシングにならない時短ブラッシングのコツです。

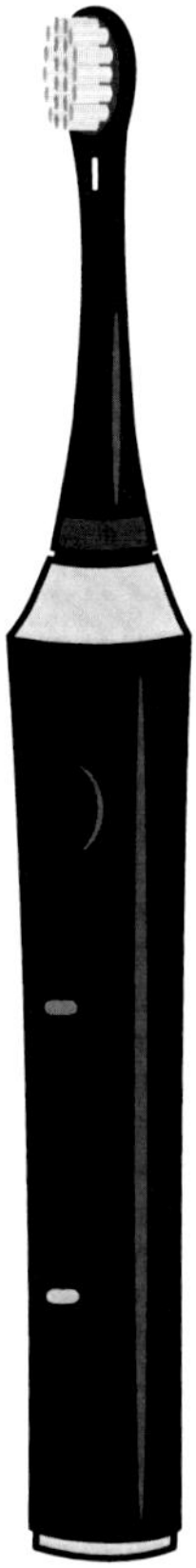

音波式電動歯ブラシは2分以内に

◆小学生以下の口腔ケア

小学生以下の口腔ケアは主に虫歯予防になります。この年代は歯ブラシ主体でのケアです。大人でも難しいブラッシングですから、子どもには全く技量がないと考えるべきです。親（保護者）の管理、食習慣に大きく影響されます。

しかし虫歯はフッ素でかなり抑えることができます。フッ化物洗口を取り入れている小学校、自治体は成果を出しています。

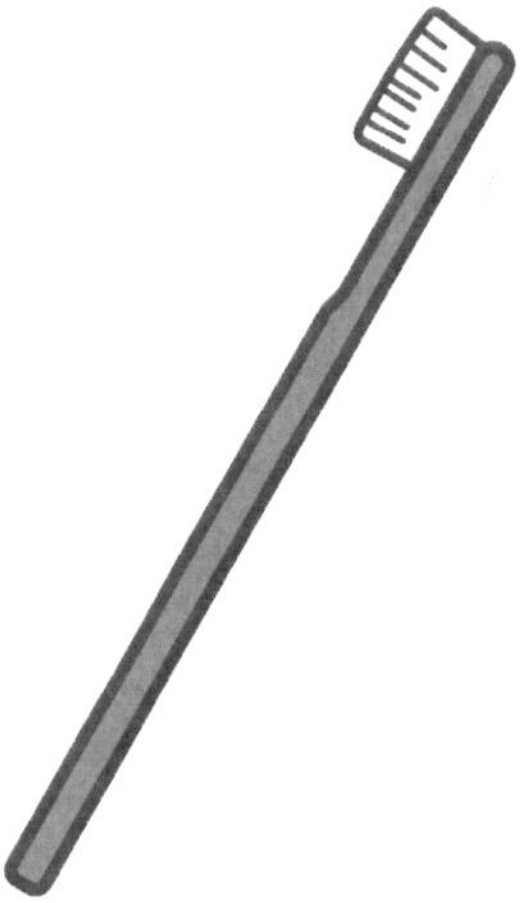

これは国を挙げて全国規模で行なうべきです。口腔ケア先進国は飲料水にまでフッ素を入れています。乳歯年代、混合歯列年代、幼弱永久歯年代と目まぐるしく変化するこの年代の虫歯予防は、親だけで防げるものではなく、学校、歯科医、さらに国を挙げて取り組むべきです。

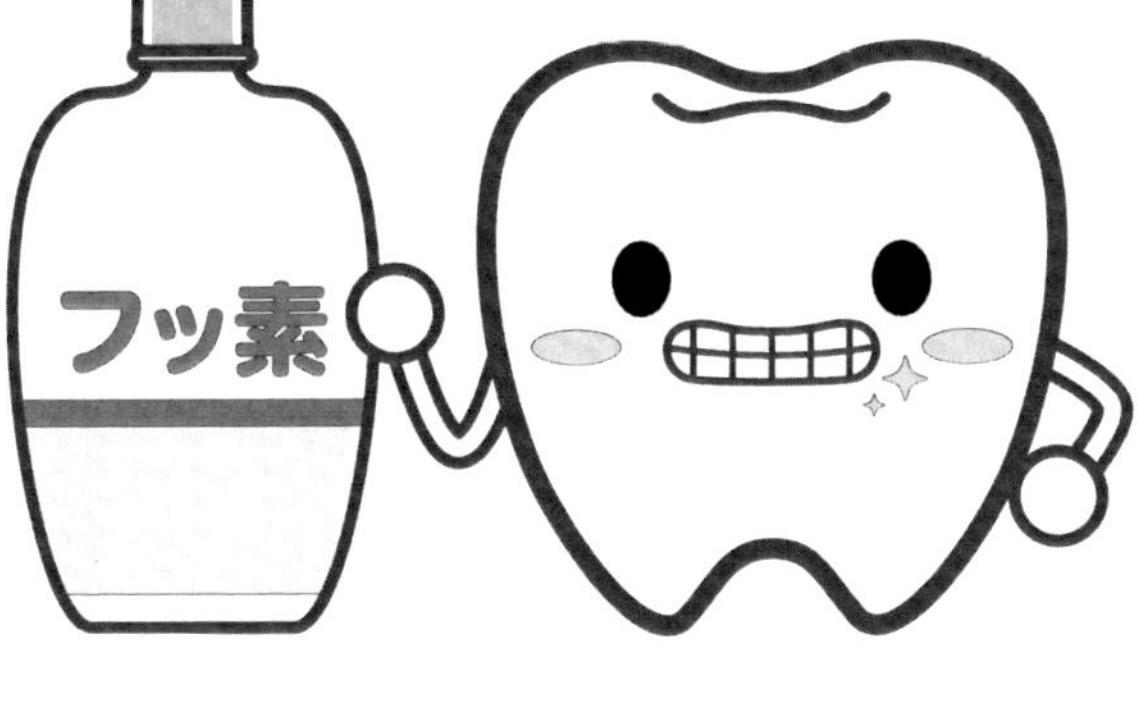

コラム

オーバーブラッシングの方も虫歯にも歯周病にもなっています

歯ブラシは、使えば使うほどオーバーブラッシングになります。これは部分的なオーバーブラッシングなのです。歯ブラシの届かない隙間などにはプラークが残り、アンダーブラッシングの状態です。ここで登場するのが歯間ブラシ、デンタルフロス、ワンタフトブラシ。しかし時間がかかり、さらに歯間乳頭《しかんにゅうとう》(歯と歯の間の突出した歯茎)の喪失が起こり、負の連鎖になります(第4章で説明します)。

何度も申し上げていますが、虫歯も歯周病もその原因をもたらすのはプラーク細菌なのです。その細菌が隙間だらけの口腔内に棲み込んでいるわけです。それをブラシ類で擦り取ろうとしても、無理があるのです。

虫歯予防は歯ブラシとＷＰの口腔ケア。歯周病予防はＷＰ主体の口腔ケアになります。

第4章 歯間ケア

歯間ブラシとデンタルフロス

実は歯間を広げてしまう歯間ブラシと、絶対必要なデンタルフロス

◆歯ブラシで除去できるプラークは60％程度

歯ブラシだけでは、完全にプラークを除去しきれません。今、重宝されているのが「歯間ブラシ」と「デンタルフロス」です。とくに歯間部（歯と歯の間の隙間）については、歯ブラシと併用するとプラーク除去率が大幅に向上することが明らかになっています。

◆歯間部のプラーク除去効果

●歯ブラシのみ＝61％

●歯ブラシ＋デンタルフロス＝79％

●歯ブラシ＋歯間ブラシ＝85％

（日本歯科保存学会／２００５年）

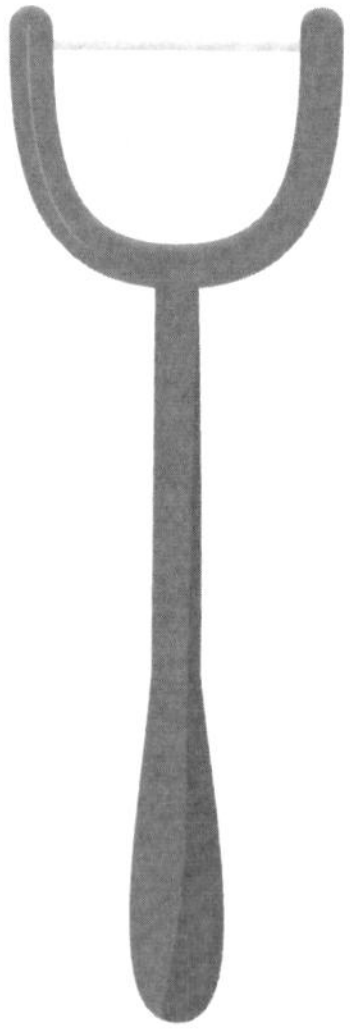

歯間部に残ったプラークは歯周病や虫歯の原因となるため、多くの歯科医が歯間ブラシとデンタルフロスを奨励しています。それぞれの特徴を見ていきましょう。

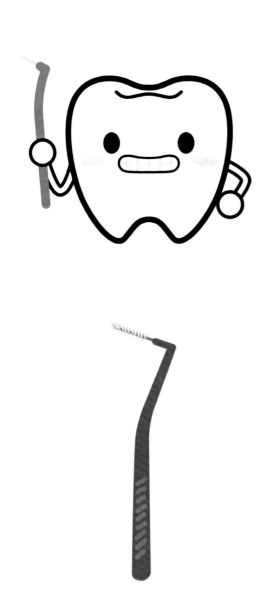

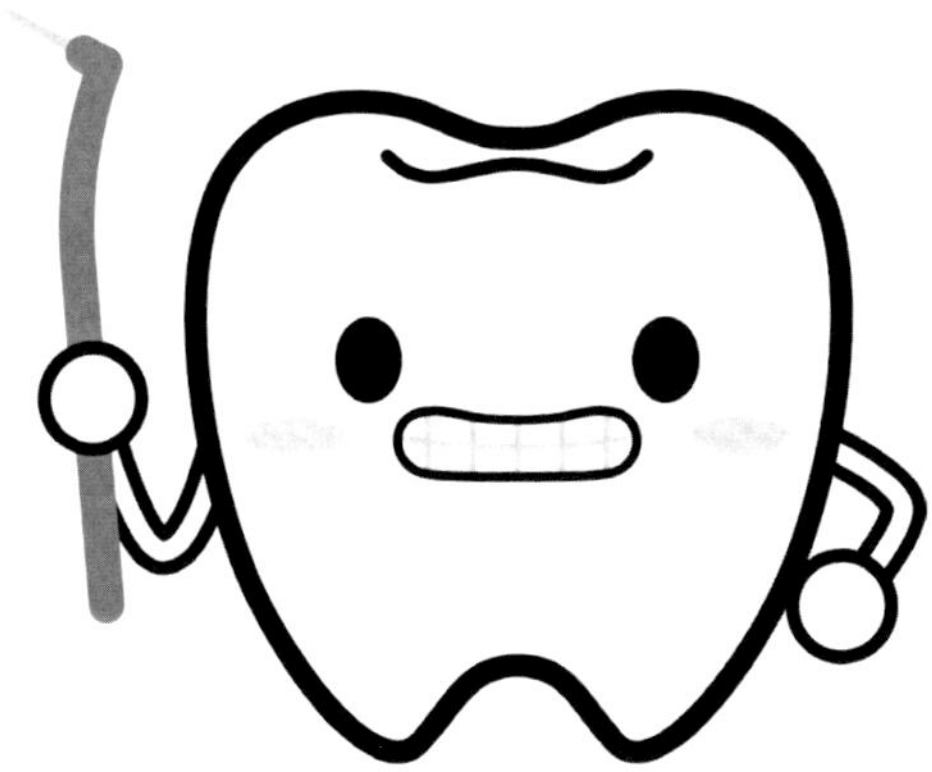

◆実は歯間を広げてしまう歯間ブラシ

プラーク除去率が85％になるということで、歯ブラシ＋歯間ブラシが奨励されています。しかし私は、おすすめしません。使い始めると歯間乳頭（歯と歯の間の突出した歯茎）が下がり、歯間が広がってしまうからです。若い人は「審美障害」を起こします。また歯間が広がるとますます食べ物のカスが挟まりやすくなり、「根面カリエス」を引き起こすリスクが高まります（第3章参照）。この症状はとくに、口腔ケアの意識が高い人ほど見られます。

左写真は20代の女性です。歯周病予防のためと口臭予防のため、歯間ブラシを使う若い方も多いようです。しかし歯間が広がっていないうちから頼るのは禁物です。歯間ブラシの使い過ぎによって高齢者のように歯間が広がってしまっています。審美的な面からも、おすすめできません。

歯間ブラシをおすすめできない理由は、まだあります。

●歯間に入らない箇所も多い。とくに大臼歯部には使いにくく、無理に入れると歯茎を傷付ける。

●部位に応じて大小の歯間ブラシを使い分ける必要があり、面倒である。

●耐久性がなく、折れて歯間に嵌まり込む場合もある。

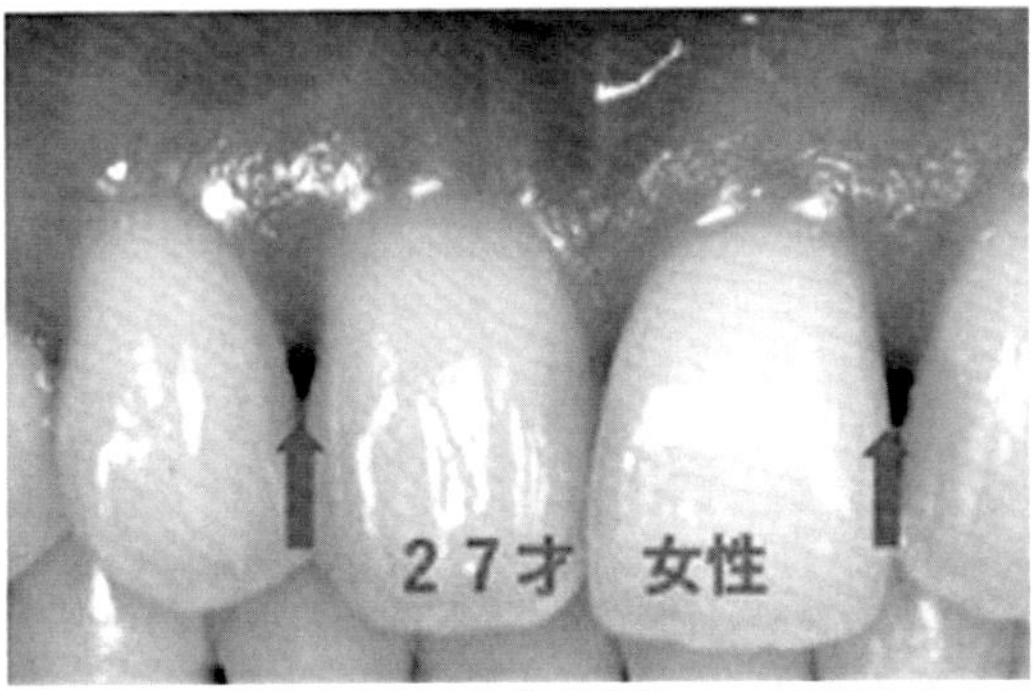

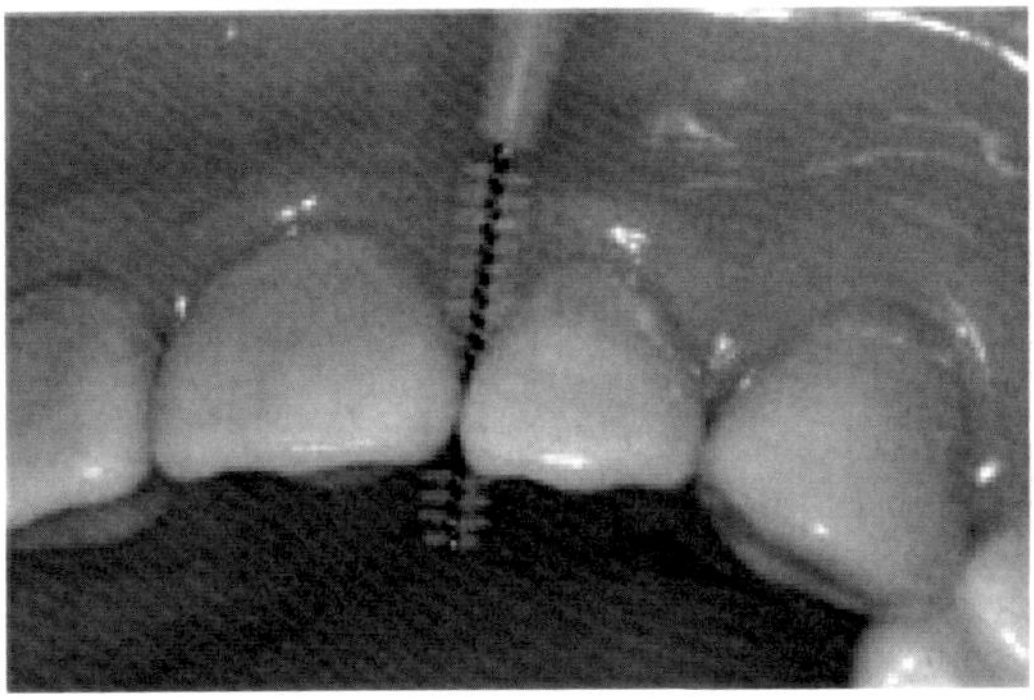

◆審美領域のインプラント義歯に歯間ブラシは禁忌

審美領域部（前歯部）は、歯がなくなると一般的に歯槽骨は痩せ、歯茎も凹《へこ》みます。その状態でインプラントを骨の中に入れた場合は、その上に載せる歯（義歯）は長い歯になり、歯頸部ラインが下がり、違和感を与えます。そのため、痩せた骨の部に人工骨を加えたり、歯茎を引っ張り上げたり、上顎の厚い部の歯茎を採取し凹んだ歯茎に移植をして、歯頸部ラインを合わせていきます。このようにして審美的にも違和感のない歯を作り上げていくのです。これは非常に難しい手術になります。成功すると患者さんは喜び、術者も誇らしげに感じます。しかしインプラント義歯に歯間ブラシを使うとすぐに歯茎は下がり、歯間は広がってきます。ですから歯間ブラシの使用は禁忌なのです。再生療法後の6ヵ月以降からはＷＰは使えるようになります（第5章参照）。

◆加齢と共に操作が大変になる歯間ブラシ

こんな患者さんがいらっしゃいます。その方は80歳を過ぎても28本の歯が残っています。口の中はプラークもほとんどなくキレイな状態を保っていますが、長年にわたって歯間ブラシを使ってきたため、歯間が空いてしまっています。ケア方法を聞いてみますと、朝食と夕食後は歯ブラシと歯間ブラシを使い、昼食後は歯間ブラシだけを必ず使うそうです。その理由は歯間に食片が挟まるので使わざるを得ないのです。ご本人は「歯間ブラシを手放せません。まだ頑張れます！」とおっしゃっています。でもメインテナンスには必ずいらしてくださいとお伝えしています。歯根歯質が露出して虫歯のリスクがあるからです。

◆絶対に必要なデンタルフロス

歯と歯のコンタクト（歯と歯がきつく接している接触点）の清掃ができるのが、デンタルフロスです。この空間は非常にきついため、歯ブラシや歯間ブラシが届かないのです。だからと言って、デンタルフロスを上から下へ通すだけでは口腔内の清掃になりません。まずは正しい使い方をマスターしましょう。

①挿入時はゆっくりと斜めに滑らせるように歯間に入れます。入りにくい場合は、ノコギリを引くように前後に小刻みに動かします。

②コンタクト面のカーブに押し付けるように沿わせて、かき上げるようにして清掃。もう片方の歯のコンタクト面も同様に清掃を行ない、プラークを除去。

③上に滑らせるようにして外します。このとき引っかかるようであれば、歯科医院を受診してください。詰め物の不具合や虫歯のリスクがあります。

使用に際しては、力を入れすぎないことがポイントです。

持ち運びに邪魔にならないデンタルフロスは、外出中でも爪楊枝ではなかなか取れない食片も簡単に取ってくれます。ウォーターピック（ＷＰ）を使えるようになると、デンタルフロスの出番はなくなるかもしれません。それまではデンタルフロスを必ず使うようにしてください。また個人差のある歯の石灰化が遅れている場合もあります。安全のためにはデンタルフロスです（第４章参照）。

◆Y字型フロスホルダーは子どもの歯の必需品

デンタルフロスはポケットに忍ばせておくといつでも使えて、食べ物のカスが挟まったときには重宝します。いくつか種類があるので、それぞれの用途と特徴を紹介しておきます。

●糸巻きタイプ（左図イラスト・右）：使い慣れた方に

50m等、糸巻き状で売られています。これを適当な長さに切って両中指に2〜3回巻いて人差し指と親指で張りを作り、コンタクトに入れます。引き抜くこともできます。もしくは、手のひらに一巻き半ほどのフロスを取り、両端を2回縛り図のように使います。この場合はきれいな所に変えながら使えます。使用後は洗って干して置くと切れるまでは使えます。手を洗ってから使いましょう。

●ホルダータイプＹ字型（左イラスト・中および写真）

子どもから大人まで使えるフロス交換型のホルダーです。全歯間に対応します。子どもにしてあげる場合には必需品です。

●ホルダータイプＦ字型（左イラスト・左）：主に前歯

一番奥の臼歯までは届きにくく、子どもにしてあげる場合も使いにくいため、あまりおすすめはできません。デンタルフロスは、奥歯のコンタクトの清掃が大事です。前歯でも使えるＹタイプがおすすめです。

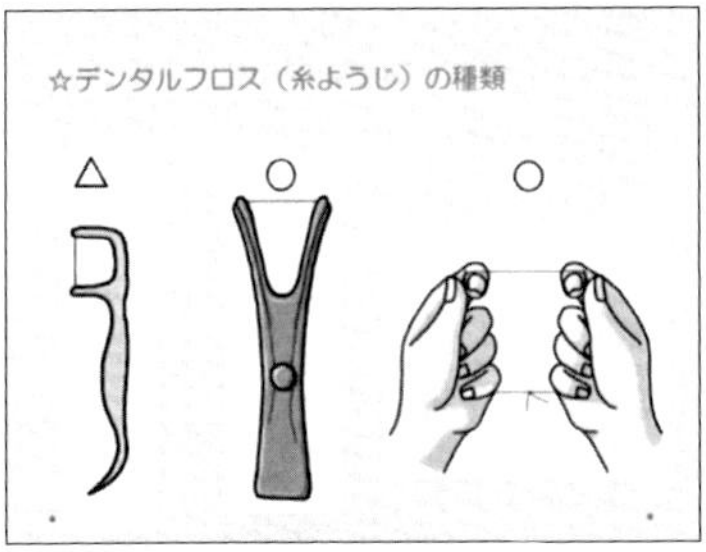

デンタルフロス

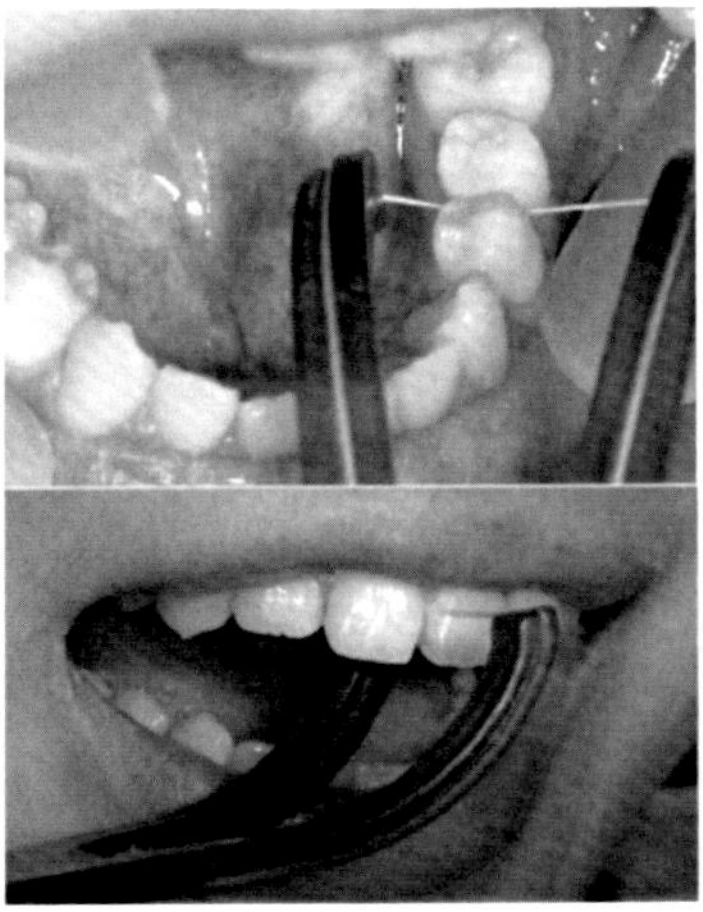

Ｙ字型フロスホルダー

フロスの付いたY字型も使いやすく、お子さまの歯のケアにおすすめです。子どもはまだデンタルフロスを使いこなせないので、小学6年生ぐらいまでは手伝ってあげてください。しかしさらに気になるのが、親離れ後のセルフケアです。上顎前歯《じょうがくぜんし》、中切歯《ちゅうせつし》、側切歯《そくせつし》が意外と磨けていないのです。これはなぜかと言うと歯ブラシの向きを変える場所だからです。右利きの子は右側、左利きの子は左側の上顎前歯部が磨けていないのです。さらにこの部のコンタクトの虫歯が多くなっています。この部には絶対フロスを使わなくてはいけません。未成熟な永久歯ですので虫歯の進行も早く、歯髄まで取らなくてはならなくなります。審美に最も影響のある歯です。是非とも、親の管理が必要です。実は大人でも磨き残しの多い場所なのです。自身の首を回しながら、歯に歯ブラシが当たりやすいようにして使ってください。

◆仕上げ磨きには絶対必要なデンタルフロス

「歯ブラシで仕上げ磨きを毎日きちんとしているのに、子どもが虫歯になっちゃった！」と慌てて来院する親御さんがいらっしゃいます。診てみると、デンタルフロスでケアをしていなかったせいです。乳臼歯のコンタクト部が虫歯になり徐々に進行していくと、咬合面《こうごうめん》（噛み合う面）のエナメル質が急に欠けて、やっと親は虫歯に気が付きます。この場合は虫歯の状態がかなり進行しています。仕上げ磨きにはデンタルフロスが欠かせません。

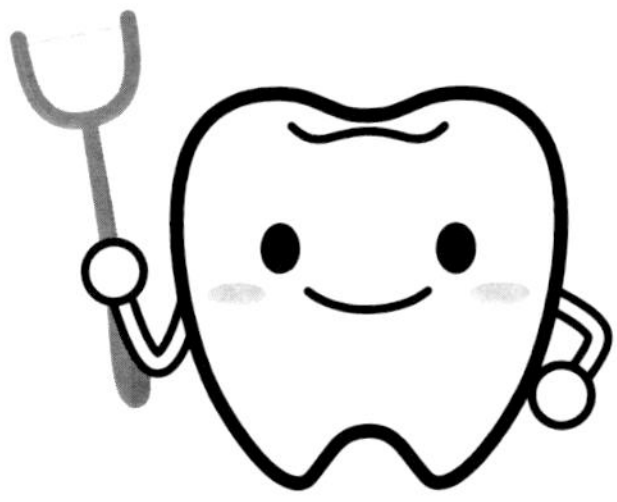

◆噛み合わせを決める大事な6歳臼歯

とくに虫歯になりやすいのが、6歳前後で生えてくる6歳臼歯と言われる永久歯（第1大臼歯）。この歯と乳歯との間にできたコンタクト部は、乳歯が抜けるまでの6年間ぐらいのケアはデンタルフロスです。このケアを怠ったせいで、コンタクト部が虫歯の初期症状である「脱灰《だっかい》」になってしまった例が多く見られます。乳臼歯が抜けたときにはすぐに確認してください。噛み合わせの要になる6歳臼歯です。脱灰というのは歯の表面からミネラル（カルシウム）が溶け出し、白っぽく濁ったような状態。放置したまま隣の永久歯が生えると、コンタクト部からコンタクト部へと虫歯が連鎖してしまいます。虫歯になりにくくなる「石灰化」が完了する20歳ぐらいまでは、デンタルフロスを使ったケアが必須です。さらにWPを使うと、歯間部は虫歯のリスクはありません。

◆大切なポイントとして

デンタルフロスも歯間ブラシも「歯肉溝」や「歯周ポケット」（第1章参照）のケアまではできません。歯周病の予防には、至っていないということです。その解決策として、私の歯科医院でおすすめしているのが「ウォーターピック」なのです（第5章参照）。

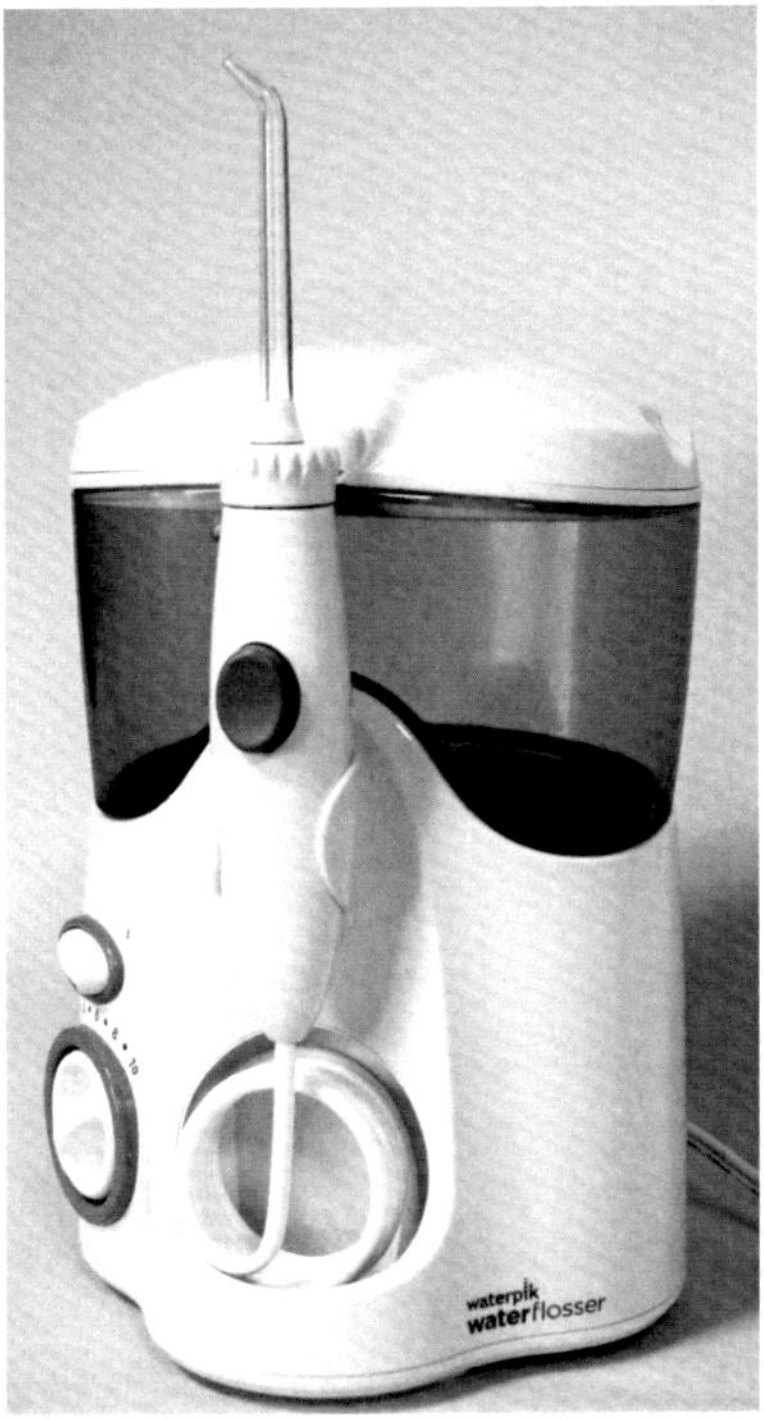

ウォーターピック

歯が生え始める生後7ヵ月頃から、歯と歯茎の隙間、歯の溝、歯と歯の間など細菌の好む留まりやすい場所ができます。この状態は歯がなくなる無歯顎《むしがく》まで存在します。この場所の細菌を追い出すのは、至難の技です。数は減れどもゼロにすることは不可能です。しかし数が減ることで悪さを起こしにくくなります。歯がある限り、この事に挑戦し続けていくことになります。いつの時代になっても続くのではないでしょうか？　でも人間には限られた時間しかありません。短時間で能率のよい口腔ケアをしたいものです。

洗口剤でうがいをするとOKとなれば、最高ではないでしょうか。ところが食片の一部は出てきますが、大方残ります。さらにプラークはどうでしょうか？最近プラークをバイオフィルムと呼ぶ傾向になりました。それは細菌によりベタベタした粘着性の高い多糖体が作られ、水に溶けにくく、抗菌薬にもバリアとし

コラム

生涯口腔細菌との戦い

て働く厄介な代物だからです。

例えば、ＡＩ（人工知能）に管理され、マウスガードのようなものを嵌め、１分程度でケアが完了という時代がいずれ来るかもしれません。

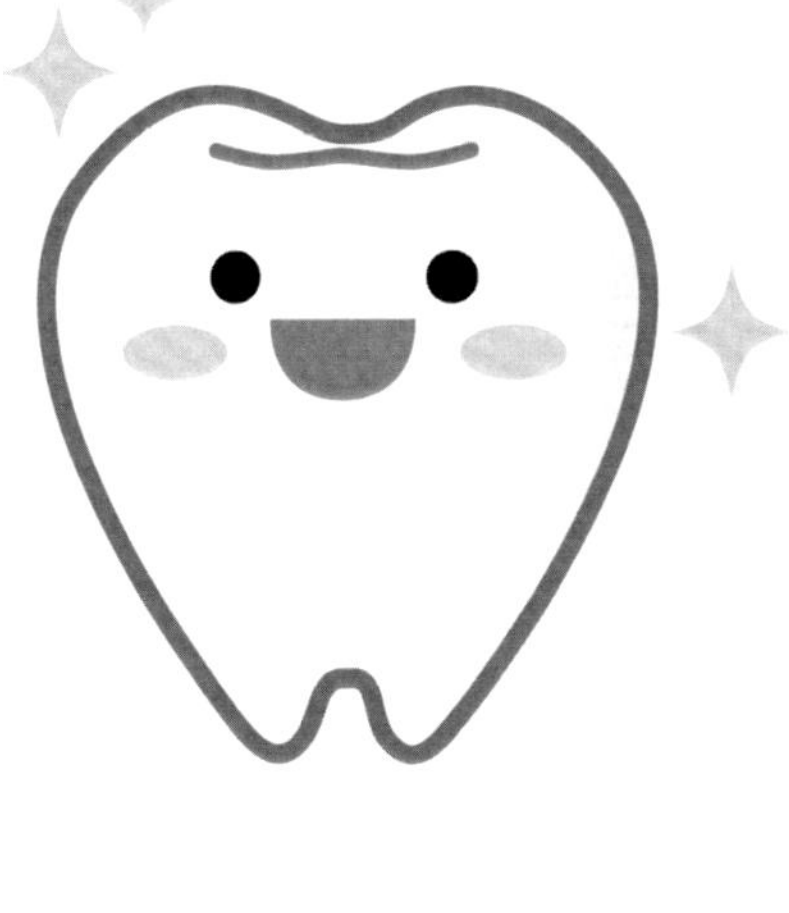

コラム

登山者の必需品

私も登山のようなことをしています。日高山系幌尻岳山腹の幌尻湖に、釣りに行くからです。登山口から18km先の山小屋に宿泊し、フライフィッシングを楽しみます。ザックに食料、寝袋、ライト、カメラ、自炊器具等の他に登山者にはない釣り道具を詰め込み、さらに熊スプレー、爆竹、刃渡り20cmほどのナイフを持っていきます。これで20kgほどになります。ここ数年はまずい乾燥食で軽量化しています。充電式携帯用ＷＰは３００gで、３回ほどしか使えないので残念ながら持って行きません。歯ブラシ・デンタルフロス・ゴム製爪楊枝合わせて10gほどを持って行きます。忘れてはいけないのが、いびき防止のナイトガードです。

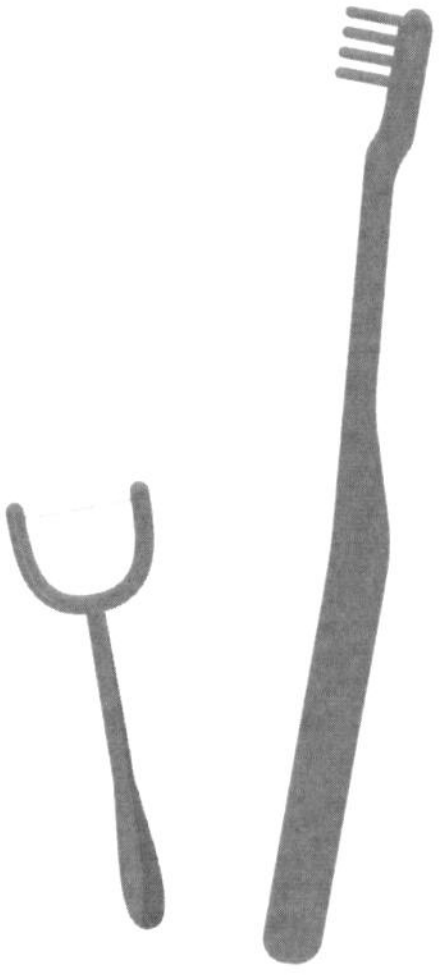

第5章［Part1］
歯周病予防には
絶対ウォーターピック！

◆オーバーブラッシングを防ぎながらプラークを除去

いよいよ本章では、私がおすすめしている「ウォーターピック（WP）」を使ったオーラルケアについて紹介します。まず、これまでのポイントを復習しておきましょう。

●人生100年時代の目標は、生涯にわたって20本以上の歯を残すこと。
●日本人が歯を失う原因で多いのは「歯周病」と「虫歯」。
●歯周病は40代以上に、虫歯は10~40代に、しかし近年は高齢者にも多い。
●歯周病は「P.ジンジバリス菌等」、虫歯は「ミュータンス菌等」と、いずれも細菌が原因。
●ともに予防策は、細菌が棲み着く「プラーク」（歯垢）を除去すること。

●「オーバーブラッシング」によって歯と歯茎を傷付け、かえって歯周病や虫歯のリスクを増大させている例が多いこと。

歯を生涯使い続けられるように残す理想的な方法は、歯や歯茎を傷付けるオーバーブラッシングを防ぎながら、プラークを除去すること。これを可能にするのが、「ウォーターピック」です。

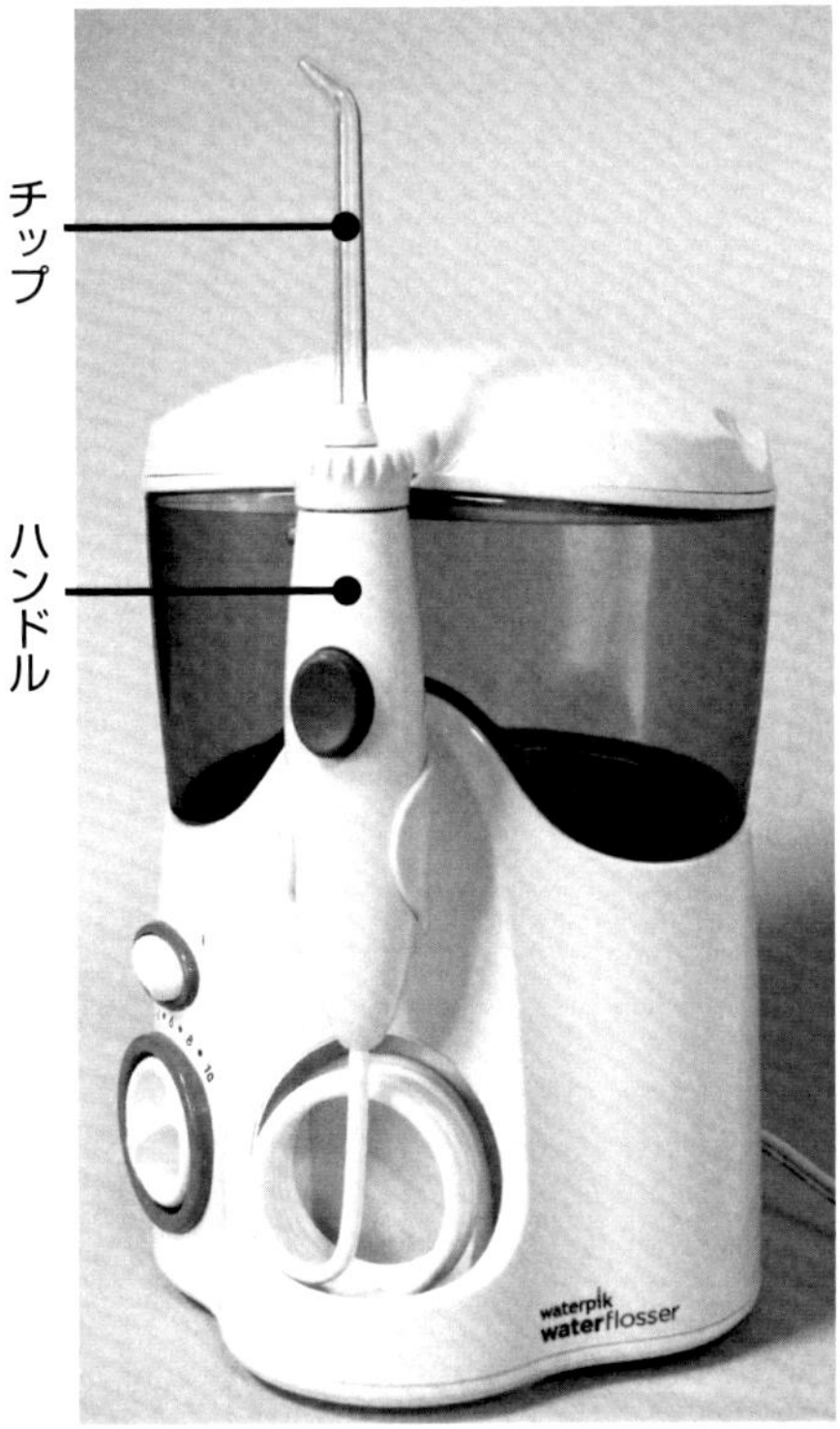

ハンドルの先に付けるチップには、写真のジェットチップを使います。

◆歯肉溝・歯周ポケットをケアできるのはＷＰだけ

ＷＰは、水（ぬるま湯）を用いて歯と歯茎をケアする口腔洗浄機。ノズルから脈動性で水圧のある水流が勢いよく飛び出します。そして、プラークや歯間の食片をはじき飛ばすように除去してくれます。さらに、歯周病予防には歯肉溝ケア、歯周病には歯周ポケットケアが毎日必要です。歯ブラシが歯肉溝や歯周ポケットもきれいにしてくれるイメージがありますが、実はその中までは届いていません。ＷＰは歯ブラシ、デンタルフロス、歯間ブラシではできない優れた機能で、歯肉溝の洗浄や歯肉のマッサージも簡単にできるのです。

●ウォーターピックの特徴

①プラーク除去がさらに高まる。
②歯肉溝または歯周ポケットを洗浄できる。
③オーバーブラッシングを防止。
④歯茎のマッサージ効果が得られる。
⑤使い方は簡単である。

では、ひとつずつ説明していきましょう

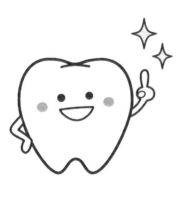

①ＷＰのプラーク除去

ＷＰはプラークを除去できるのか、実験を行なった写真です。歯科衛生士に協力してもらい、通常通りの食生活をしたうえでブラッシングを行なわず、24時間プラークを貯めてもらいました。

染め出しによってプラークが青く染まっています(左写真上)。その後、ＷＰで１２００㎖(６００㎖のタンク２杯)のぬるま湯を使って歯全体28本を洗浄。結果はご覧の通り(左写真下)、歯間も含め歯頸部のプラークが除去されました。ＷＰでプラークは除去できないという論文が出ているそうですが、全くの間違いでプラーク除去力もあります。

左の写真は前歯2歯ですが、この部位の洗浄は5秒程度で完了しました(口絵

①⑩をご覧ください）。歯ブラシやデンタルフロスが届きにくい大臼歯部（奥歯）の歯間も、ＷＰなら問題なく洗浄できます。また、歯並びが悪い場合や被せ物（補綴物《ほてつぶつ》）が多い場合、矯正装置が入っていても効果を発揮します。

ＷＰは、歯と歯のコンタクト（接触点）の洗浄も可能。デンタルフロスに代わって活用できます。歯ブラシ、デンタルフロス、歯間ブラシでは届かない歯と歯茎の間に溜まった汚れを、ジェット水流が洗い流してくれます。

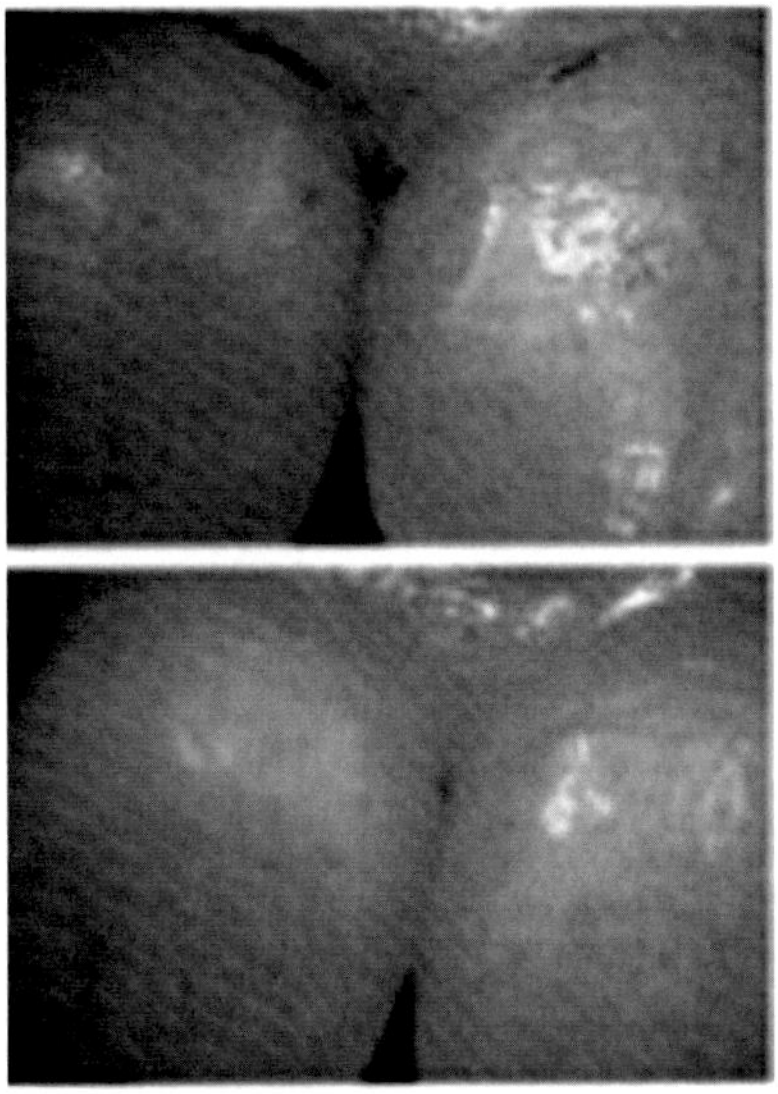

ウォーターピックのプラーク除去

〈写真上〉
染め出しによってプラークが青く染まっています。

〈写真下〉
ウォーターピック使用で歯間も含め歯頸部のプラークが除去されました。
口絵①をご覧ください。

②歯肉溝・歯周ポケットに届く唯一のツール

そして最大の特徴は、歯肉溝または歯周ポケット内の洗浄ができるのは、WPだけということです。

歯肉溝の汚れを放置しておくと歯肉縁下プラークが発生増殖し、歯周病を引き起こします。したがって歯肉溝を洗浄できる唯一のツールであるWPは、歯周病予防に必要不可欠。〝一泊旅行でも必需品〟と言っても、過言ではありません。

WPは歯肉溝の洗浄に、どのぐらいの効果を発揮するのか、実験を行ないました。写真結果を見るように、歯ブラシの他に歯間ブラシ、デンタルフロス、ワンタフトブラシを使ってもこのように歯肉溝のケアはできません。口絵②をご覧ください。

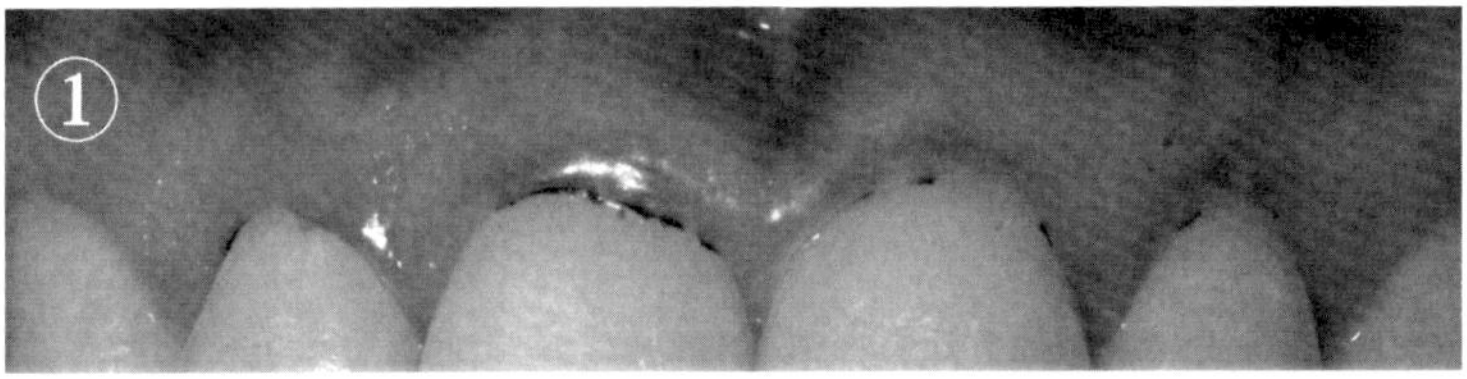

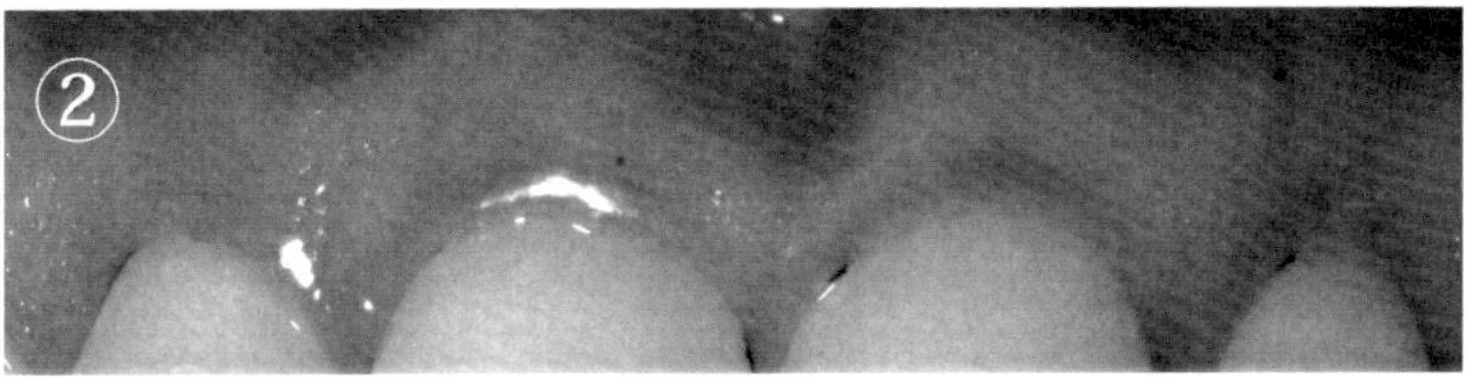

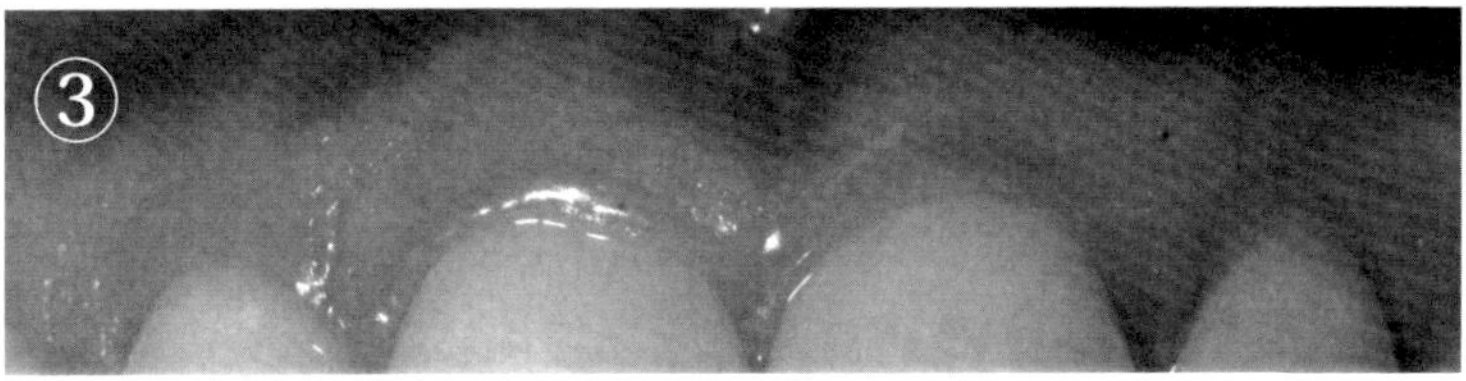

ウォーターピックによる歯肉溝の洗浄効果

①歯肉溝にナッツの皮と青のりが挟まっています。

②音波式電動歯ブラシで 20 秒間清掃した状態。
まだ歯肉溝に残っています。

③さらに WP で 20 秒間洗浄。ナッツの皮も青のりも、
完全に除去できました。１歯に掛けた時間は５秒になります。

③歯茎を傷付けずオーバーブラッシングを防ぐ

時々、歯科医や歯科衛生士がこんなアドバイスをしているのを耳にします。「歯ブラシを歯に対して45度に当てれば、毛先が歯肉溝に入って清掃できる」と。テレビコマーシャルでも堂々と放映しています。これはとんでもない間違いです。歯間にも歯肉溝があります。この部から主に歯周病が広がって行きます。どうやって歯ブラシの毛先を入れたらいいのでしょうか?

大切なポイントなので繰り返しますが、歯肉溝をケアできるのはWPだけです。WPはぬるま湯を使うため歯茎を傷付ける心配がなく、オーバーブラッシングの防止につながります。歯肉溝のケアを歯ブラシで行なうと歯茎を傷付けて、退縮させてしまいます。実際に患者さんの中には、歯頸部（歯と歯茎の境目）めがけてブラッシングをした結果、歯茎を傷めて来院する方も多くいらっしゃいます。

右写真は29歳の男性です。営業の仕事で人に会う機会が多いため、オーラルケアに気を遣い、毎朝30分間のブラッシングをしていました。

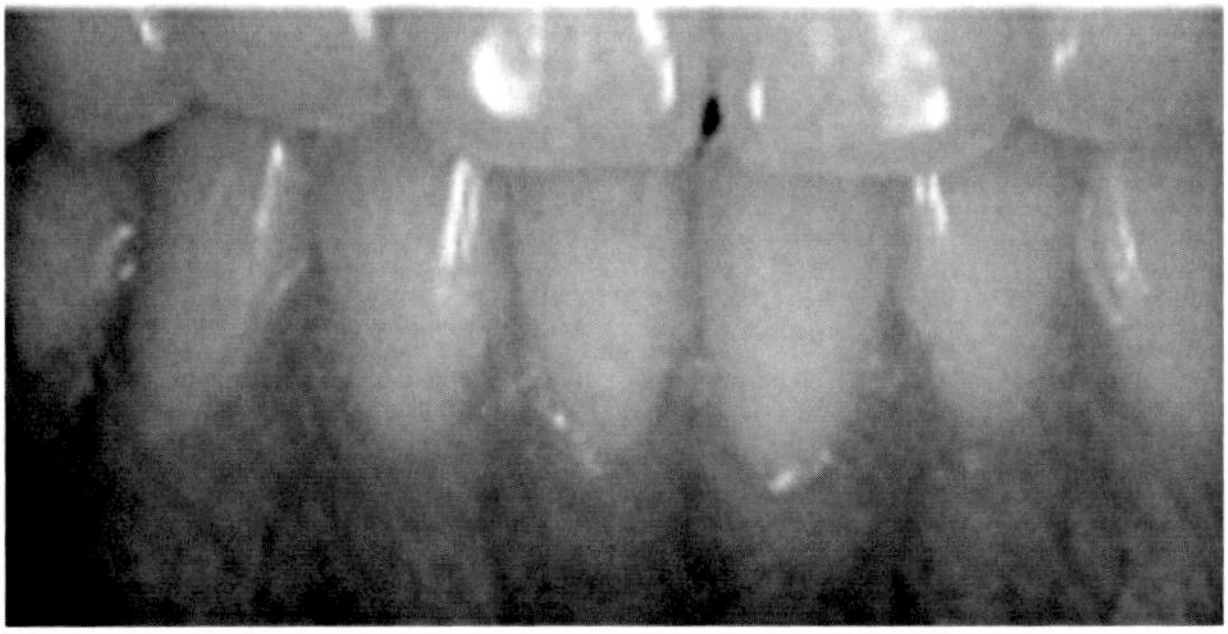
30分のブラッシング

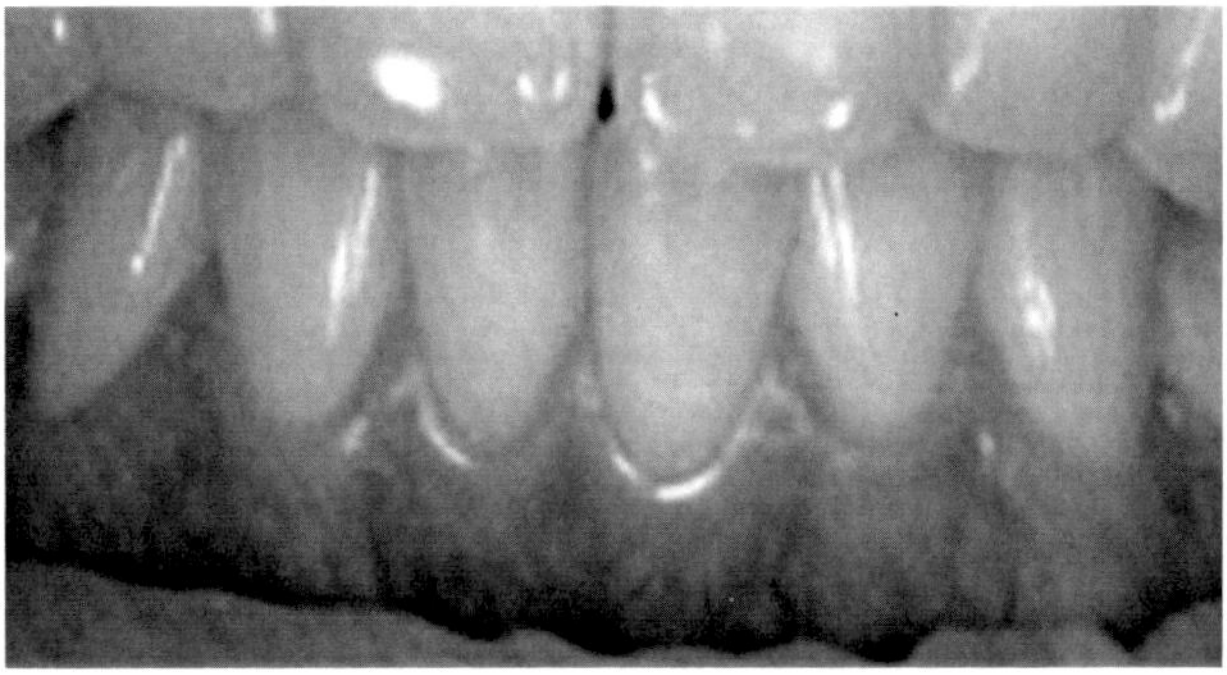
３分のブラッシング＋ＷＰ

ブラッシング＋WPの効果

〈写真上〉
30分のブラッシングです。オーバーブラッシングとなり、歯の表面はエナメル質がすり減って光沢を帯び、歯茎が傷んで退縮しています。

〈写真下〉
ブラッシング時間を３分にし､WPを併用していただきました。

その結果、歯茎の退縮は元通りにならないものの、キレイな歯頸線（歯茎のライン）に回復し色合いがよくなりました。歯間の汚れも取り除かれています。WPを使えば、ブラッシング時間を大幅に短縮したうえに､症状の改善も可能になるのです。口絵③をご覧ください。

④マッサージ効果で歯茎を引き締める

歯ブラシで時間をかけて歯茎のマッサージをする方がいらっしゃいますが、傷付ける恐れがあるので、やはりおすすめできません。WPなら脈動水流が小刻みに歯茎を刺激し、安全快適にマッサージ効果が得られます。

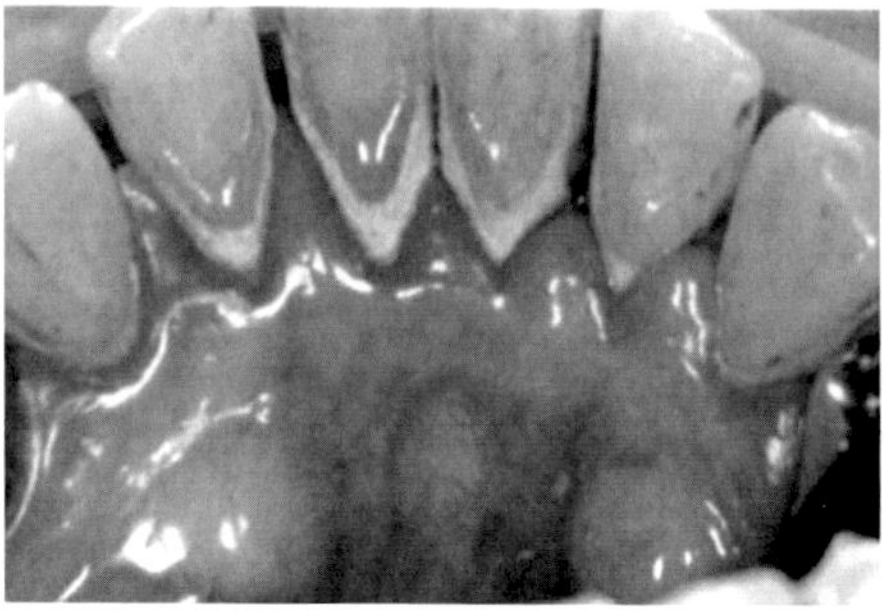

WPを全く使用していなかった頃

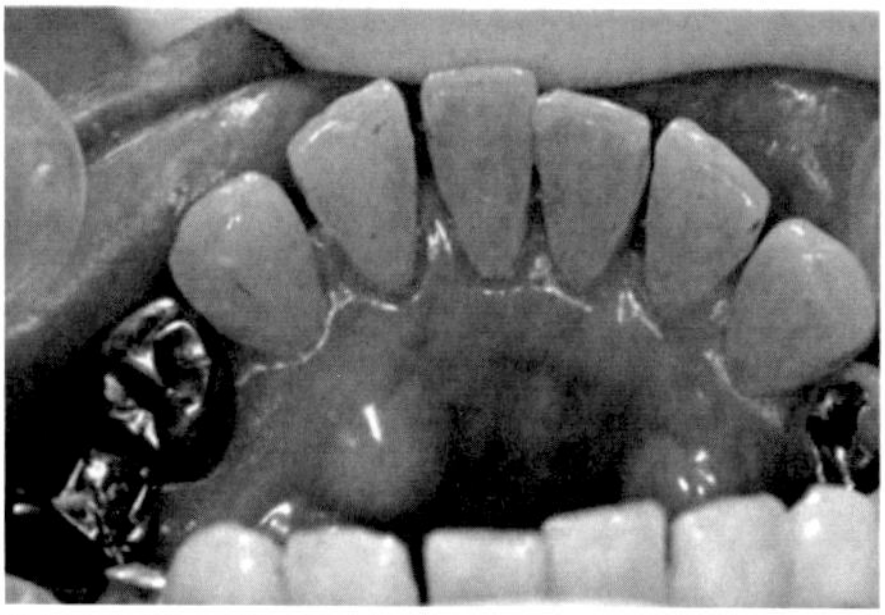

WPを使い始めてから5週目

ウォーターピックのマッサージ効果

右写真は50代の女性の患者さんです。ＷＰを全く使用していなかった頃(上)と、使い始めてから5週目（下）を比較すると、明らかに歯茎の腫れがなくなっています。マッサージによって血行が改善した成果です。プラークもキレイに除去されています。口絵③をご覧ください。

この患者さんには、歯石を取り除いた後、日頃行なっている手用歯ブラシで同じように２～３分のブラッシングをして、その後に就寝前と朝食後の１日２回、それぞれＷＰで１２００㎖のぬるま湯を使って洗浄していただきました。

一度退縮した歯茎を元通りにするのは、残念ながら困難です。しかしＷＰでマッサージを行なえば、症状の悪化を食い止めることは可能です。この患者さんもすでに歯周ポケットの深さが５㎜になっているので、引き続きＷＰを愛用してのケアに努めていただいています。

⑤歯ブラシのように技量に左右されることがない

歯ブラシの不得意な方も多いのですが、WPは歯頸部を移動させるだけのチップ操作は簡単で、90歳の方も使い出しました（Part2で詳しく説明いたします）。

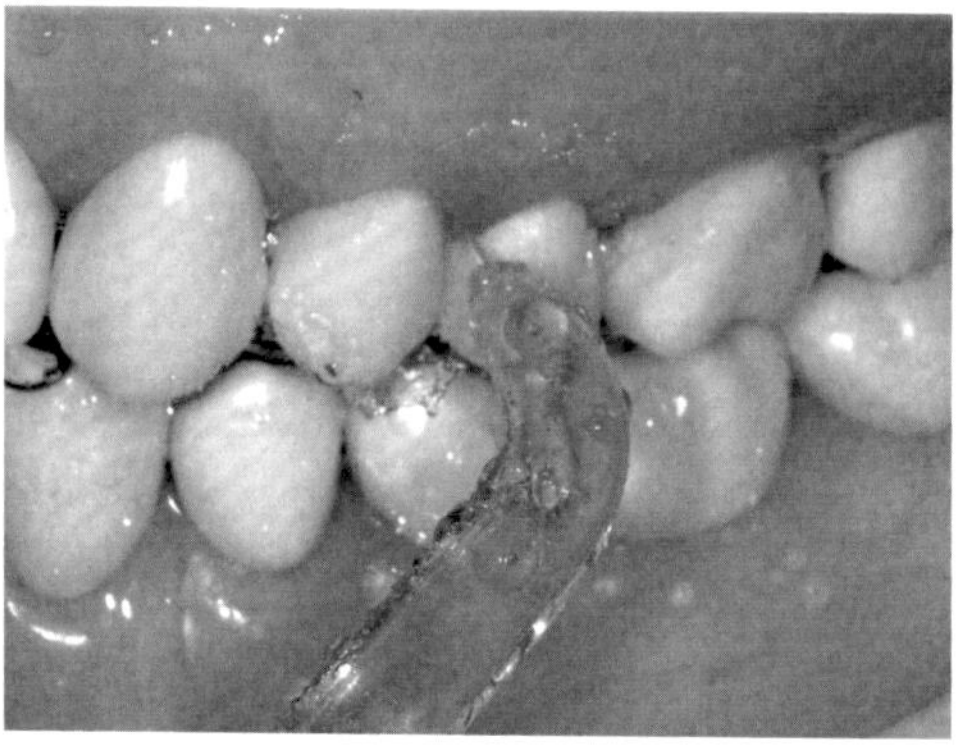

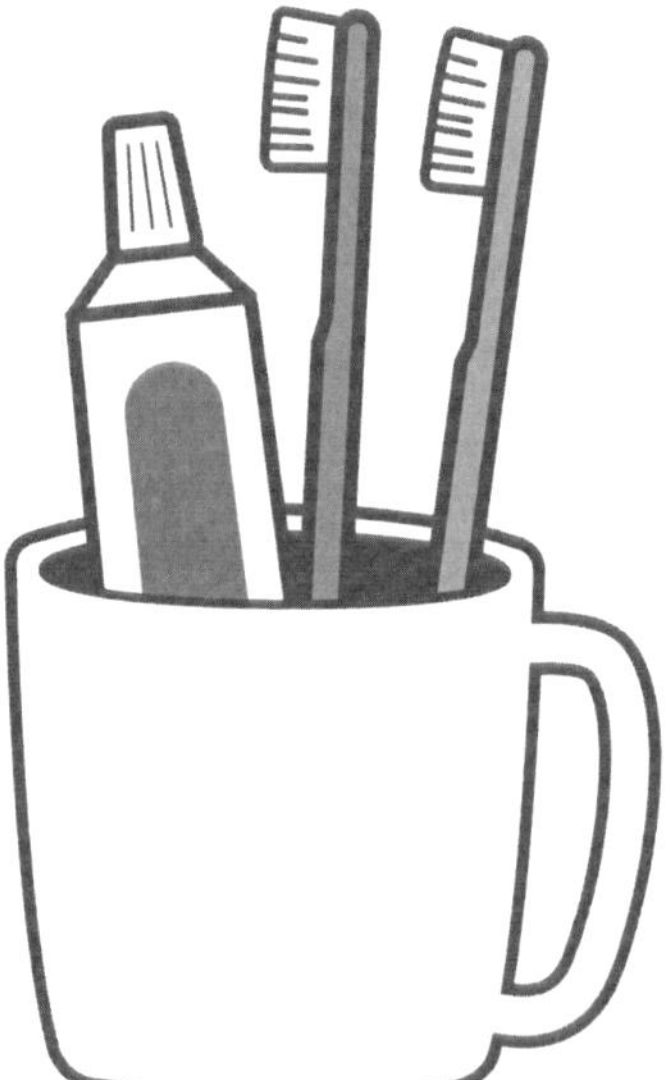

◆細菌を減らしクリーンな口腔環境も実現

④と同じ患者さんで、深さ５㎜の歯周ポケット内の細菌数も調べてみました。WPを使い始める前に歯周ポケットから採取した細菌数は「レベル５（１０００万～３１６０万個）」でした。

そして２週間後、同じ箇所から細菌を採取し、細菌カウンターで計測したところ「レベル３（１００万～３１６万個）」と、約１／10に減っていました。歯周病菌の住み処である歯周ポケットのプラーク（歯肉縁下プラーク）を除去できたことになります。歯周病には毎日の歯肉縁下《しにくえんか》プラーク除去が欠かされません。WPがそれを可能にしてくれます。

♣７段階で表示される細菌数

♥細菌が少なくクリーンなレベル	
♥レベル１	10万個未満
♥レベル２	10万～100万個
◆正しいケアでクリーンな状態に改善できるレベル	
◆レベル３	100万～316万個
◆レベル４	316万～1000万個
◆レベル５	1000万～3160万個
♠歯周病や虫歯の口腔検査が必要なレベル	
♠レベル６	3160万～１億個
♠レベル７	１億個以上

（Panasonic 細菌カウンター）

※この細菌カウンターの表は舌背《ぜっぱい》から採取したデータです。採取方法で数値は異なりますが、おおよその目安が出ます。

表を参考にすると、この下の「レベル２（10万～１００万個）」になれば、かなりクリーンという評価になります。たった2週間の使用で目覚ましい細菌の減少が認められたWPは、清潔な口腔環境づくりにも手放せない存在なのです。

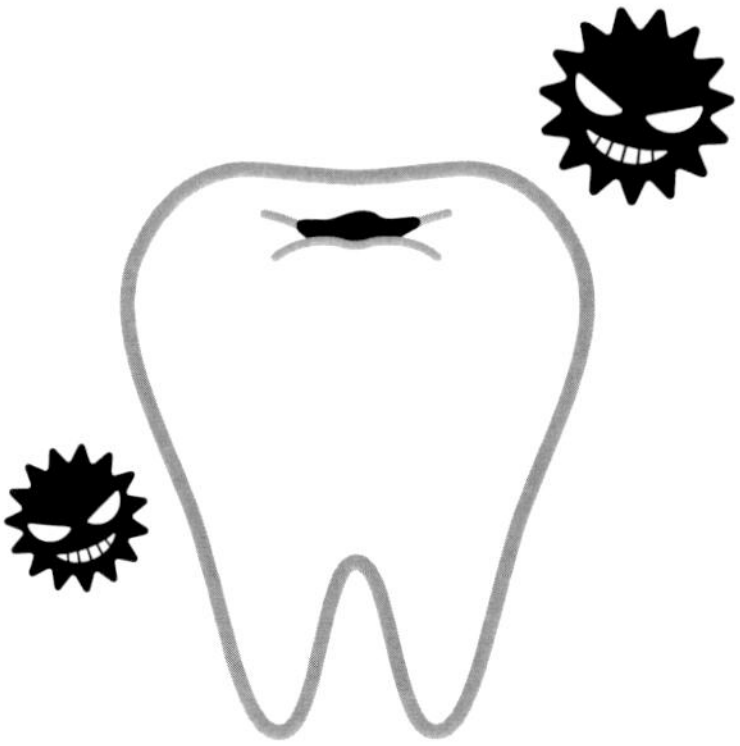

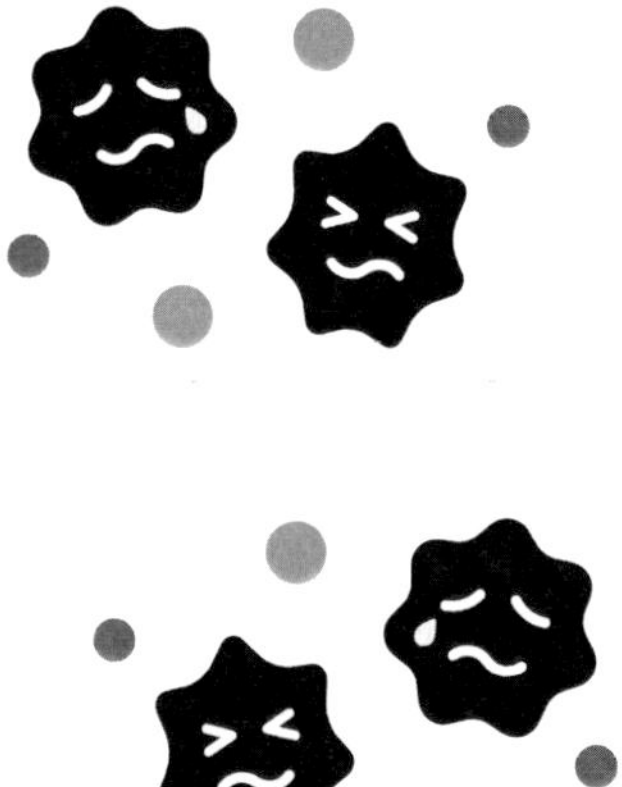

口臭予防も。ウォーターピック！

私の歯科医院には、口臭を気にして来院する患者さんも多くいらっしゃいます。そうした患者さんは歯磨きに力が入り過ぎてしまい、オーバーブラッシングになりがちです。

口臭は自分でチェックできます。デンタルフロスを上顎の臼歯の間に通して、フロスに臭いがした場合は口臭があります。臭いの原因は、ブラッシングで除去し切れなかったプラークです。

意外に見落とされがちなのが、舌に付着したプラーク。表面が白っぽくなっている場合は要注意です。実際にこんなことがありました。80代の総入れ歯（自分の歯がない）の患者さんが「口臭が気になる」と言って家族と来院されました。義歯はきれいで手入れも行き届いており、問題ありませんでしたが、舌に大量のプラークが付いていたのです。就寝前と起床後に、舌ブラシで軽くブラッシング

コラム

就寝前のウォーターピックでデート前、会談前、商談前にも

をするようお伝えしました。今では改善しているとの家族の報告です。

歯周病が口臭を引き起こすのは、歯周病菌のせいです。歯周病菌は栄養分となるタンパク質を分解する際に、硫化水素、ジメチルサルファイド、メチルメルカプタンといったガスを発生させます。これが口臭の正体です。

とくに口臭がキツクなるのが起床直後。就寝前にブラッシングをしても、歯肉縁下プラークは取り除けません。ここを住み処にしている歯周病菌が就寝中に活発に活動することで、朝一番のキツイ口臭が発生します。これを防ぐには、就寝前にWPで歯肉縁下プラークを除去しておくこと。目を覚ましたときに口の中がサッパリし、口臭も不快なネバネバ感も日を重ねるごとに消えてくるでしょう。その爽快感は、歯磨剤や洗口剤のミントのサッパリ感とは全く違うはずです。本物のサッパリ感です。

コラム

ウォーターピックで口臭予防

デート前、会談前、商談前の顔を突き合わせておしゃべりするときは洗口剤等を使う方が多いようですが、一時的なごまかしに過ぎません。私のおすすめは、1週間前からWPを適正に使うこと。これで、口臭にはかなりの自信が持てるようになります。舌ケアもお忘れなく！

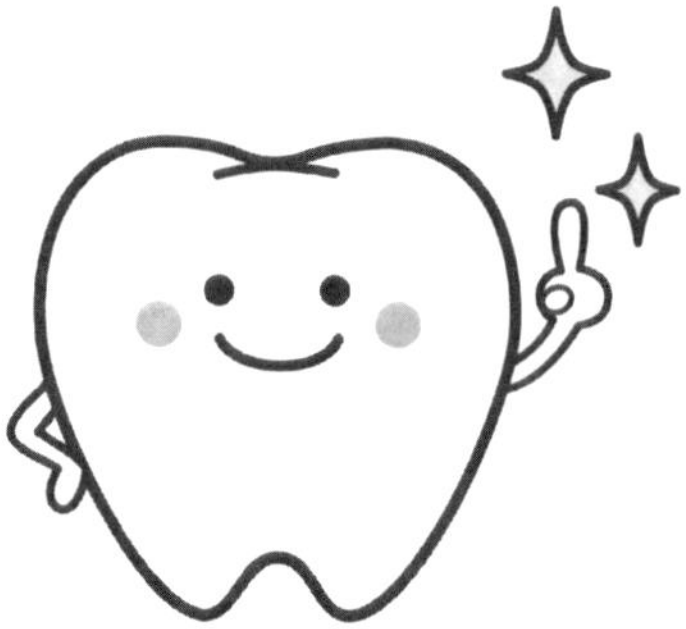

第5章［Part2］ポイントは7つ ウォーターピックの使い方

◆私とウォーターピックとの出合いは1970年

「ウォーターピック」は50年以上前に、アメリカで誕生しました。現在は複数のメーカーから、さまざまな名称で製品が発売されていますが、最初に発売した製品名が「ウォーターピック」だったため、この呼び名が一般的になっています。本書でもメーカーを問わず、ウォーターピック（ＷＰ）という名称で統一しています。

◆実際に使ってみましょう！

ＷＰは正しく使ってこそ、本来の効果が得られます。使用にあたって必ず守っていただきたいポイントを紹介します。ＷＰにはブラシ付き、舌用、歯周ポケット用などのいろいろな機能のチップがありますが、これからお話する内容は、ジェットチップ中心の紹介になります。

①1日5回使ってもOK

ＷＰは起床直後、朝食後、昼食後、夕食後、就寝前の1日5回使っても、歯ブラシのようなオーバーブラッシングになる心配はありません。

私の歯科医院に来院する70代の患者さんは就寝前だけ歯ブラシを併用し、朝食後、昼食後、夕食後はＷＰのみで済ませています。この方は、以前はオーバーブラッシングによる楔状欠損や歯茎退縮に悩まされていました。そしてＷＰを使い始めて10年以上経った現在、歯茎の退縮は止まり、プラークがほとんど認められないほどクリーンな口腔環境を維持しています。

②ぬるま湯を使い、タンク容量は600㎖がおすすめ

WPは、水を貯めるタンクとセットになっています。製品によってさまざまな容量がありますが、使いやすいのは600㎖。まず上顎の14本の歯で600㎖を使い切り、給水をして下顎の14本で再び600㎖を使い切るのが、ちょうどよい配分です。水温は30～37℃（ぬるま湯）ぐらいで、温度刺激もなく洗浄効果もマッサージ効果も出ます。私自身はメジャーカップを使い、2杯目のぬるま湯を600㎖ほど用意しておきスイッチを切ることなく、連続して使うようにしています。

③チップの先を直角に当てる

チップから出るジェット水流を歯の根元（歯頸部）に直角に軽く当てて、奥歯

の歯頸部から歯間へ沿わせるように移動し、外側・内側を洗浄します。歯ブラシと同様に自身の首も回し、チップの先が当たりやすくします。

多くの製品のチップは角度が１２０度くらいですが（左写真下・右側）、先端から1.5cmの所で90度に曲げると直角に当てやすくなります。私の歯科医院ではWPを購入した患者さんにはチップを持参していただき、柔らかい針金を管に入れて熱を加えて90度に加工して差し上げています（左写真下・左側）。この角度については、是非メーカーに改善をお願いしたい点です。

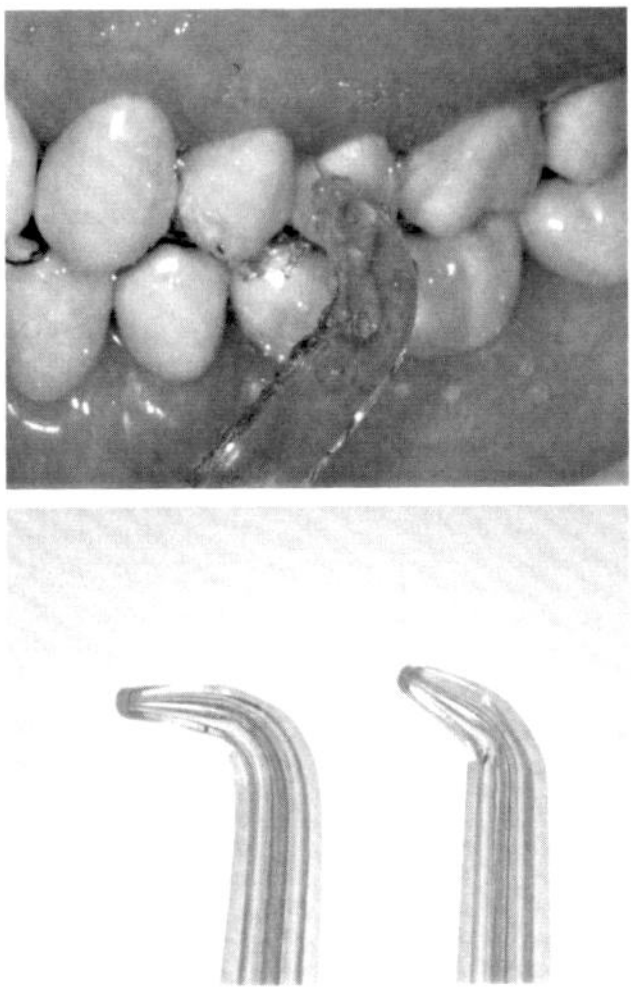

チップは90度に曲げると直角に当てやすい。

④1本の歯の洗浄に8～10秒

チップの先で歯間のくぼみを感じ取りながら、歯列の表側と裏側を往復させて洗浄します。1本の歯にかける時間の目安は片面4～5秒ぐらいで、両面合わせると8～10秒ぐらいです。

前出の②で紹介したように、上顎・下顎でそれぞれ600㎖計1200㎖を使い切るようにしましょう。意外にゆっくり感じられるかもしれませんが、ご自分でペースをつかむことが大切です。速すぎると効果が半減します。次の⑤で紹介する水圧でも違います。歯間が空いている方は、水が抵抗なく抜けてしまい効果は減少します。チップを歯間部で前後に振ると水が歯面に当たり、はじけた水は歯肉溝、歯周ポケットに入り、洗浄してくれます。ゆっくり洗浄することで、ぬるま湯の使用量も増えていきます。

　一部の歯茎から排膿があり自覚症状がある患者さんに、もう少し丁寧にＷＰを当ててくださいと指導し、１週間後に来院し診たところ、就寝前に１分ぐらいその部を中心にＷＰを当て、排膿、自覚症状はなくなったとのことでした。しかし歯茎には傷が付いていました。これはオーバーＷＰです。この場合は１本の歯は10秒ぐらい洗浄し、１日５回時間を空けて使うことをおすすめします。

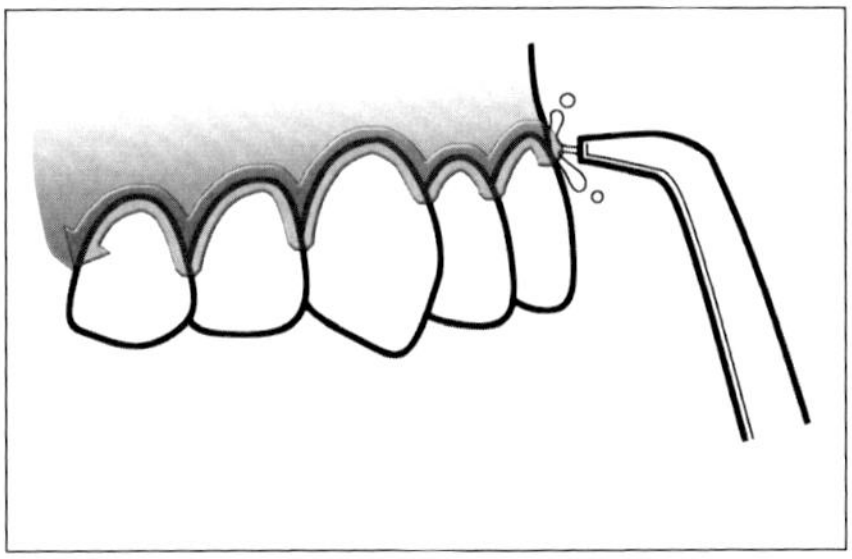
ウォーターピックの使い方のよい例

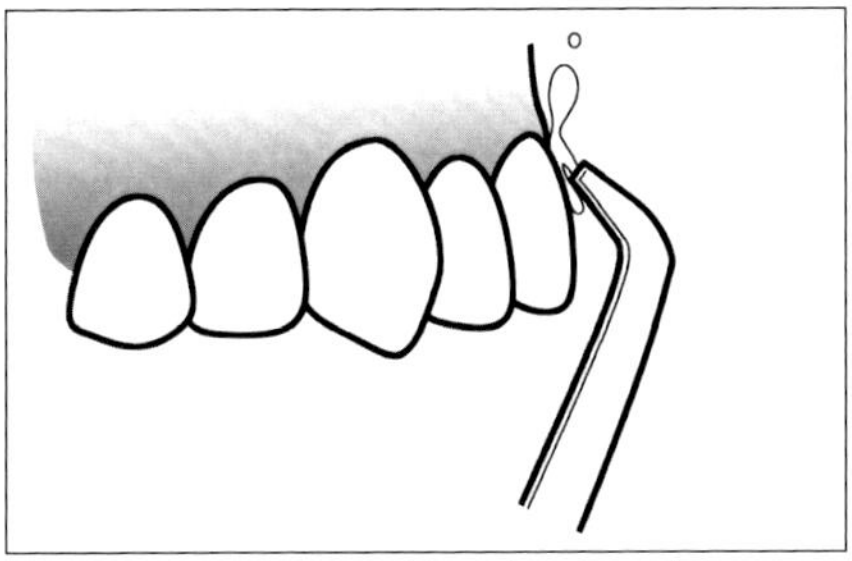
ウォーターピックの使い方の悪い例

⑤水圧は〝目地の汚れや水垢が取れる〟くらい

洗浄時の水圧は、6～7m飛ぶぐらいが目安です。お風呂で浴びるシャワー程度の水圧では弱すぎて、効果が得られません。6～7m飛ぶと言ってもイメージしにくいので、患者さんには〝チップの先を20～30cm離し洗面所のシンク内の目地の汚れや水垢が取れるくらい〟と説明しています。

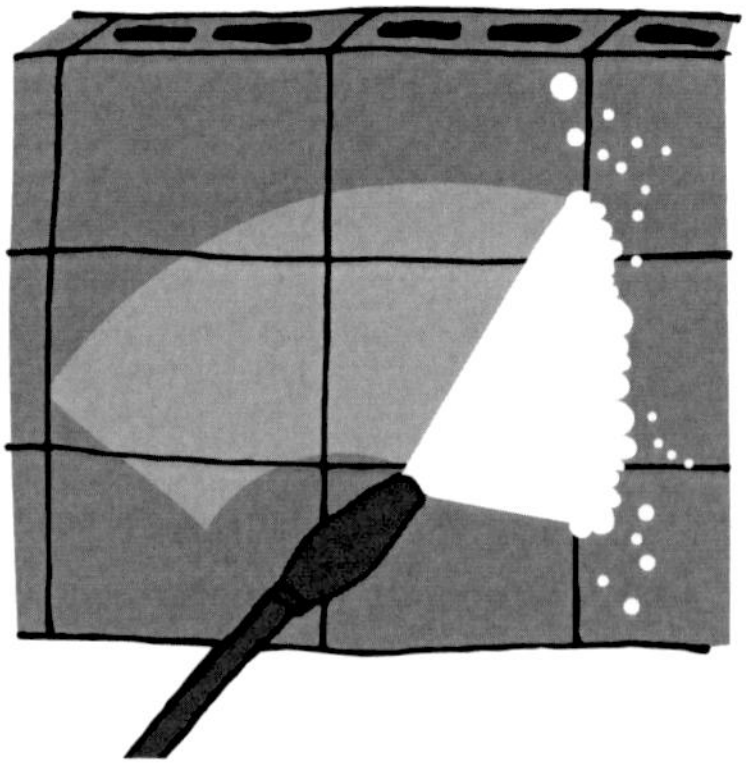

初めて使うと想像した以上に強い水圧で、痛みを感じるかもしれません。出血することもあります。慣れないうちは弱めの水圧から始めて、１～２週間かけて徐々に水圧を上げ慣らしていくとよいでしょう。慣れてからも体調によって出血が再発する日もありますが、あまり弱い水圧にせず、適度な強さを保つよう心がけてください。しかしその出血部位は、歯周病が悪化している可能性がありますので歯科医院を受診してください。

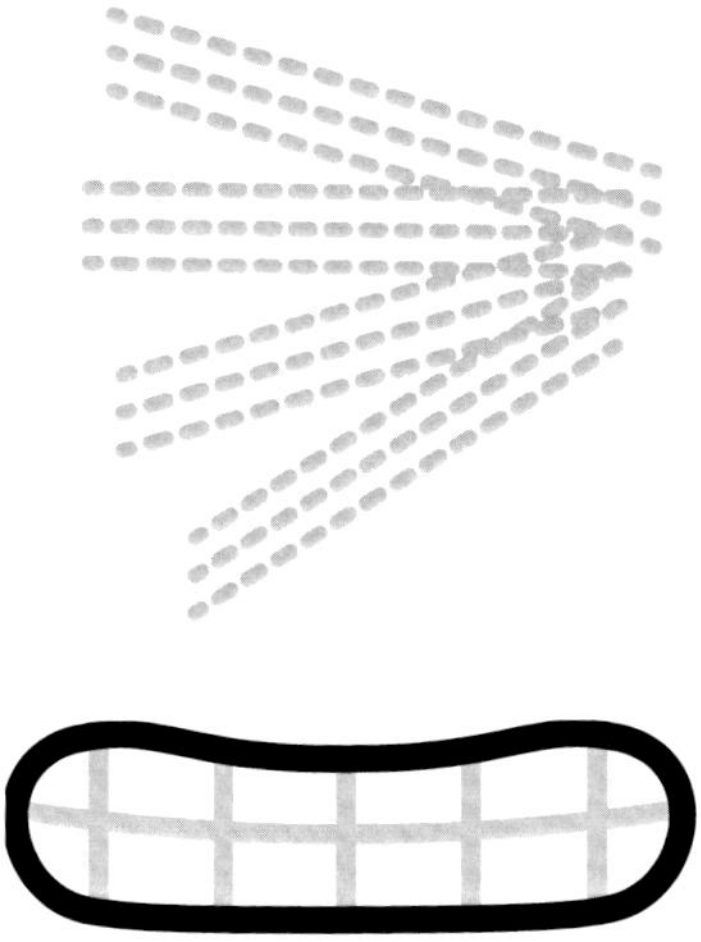

⑥お風呂での使用は禁止！

ＷＰの使用時は、かなり水が飛び散ります。そのため浴室で使おうと考える方がいらっしゃいますが、絶対に止めてください。ＷＰは電化製品なので感電する恐れがあり、大変危険です。

鏡に向かって、チップを見ながらも使えません。使用中の水がシンク内に落ちるよう、写真のような姿勢で使うようにしてください。置き場所がない場合のハンディータイプのＷＰが出ていますが、おすすめできません。まず水タンクが小さい。水圧が弱く、本体を持って操作することでとても使いにくく、落としてすぐに壊した方もいます。ＷＰをのせるサブテーブルを用意して、使うようにしてください。

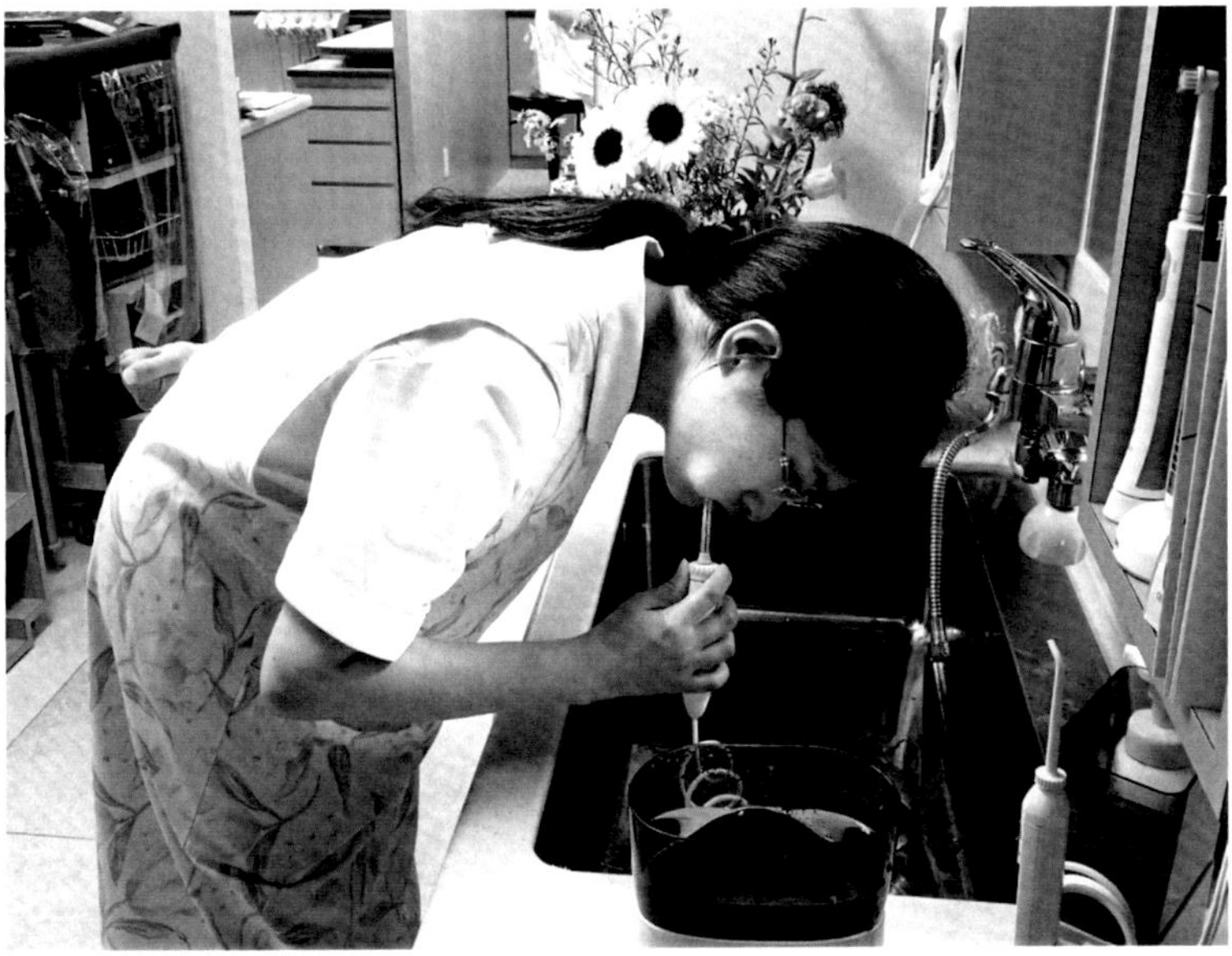

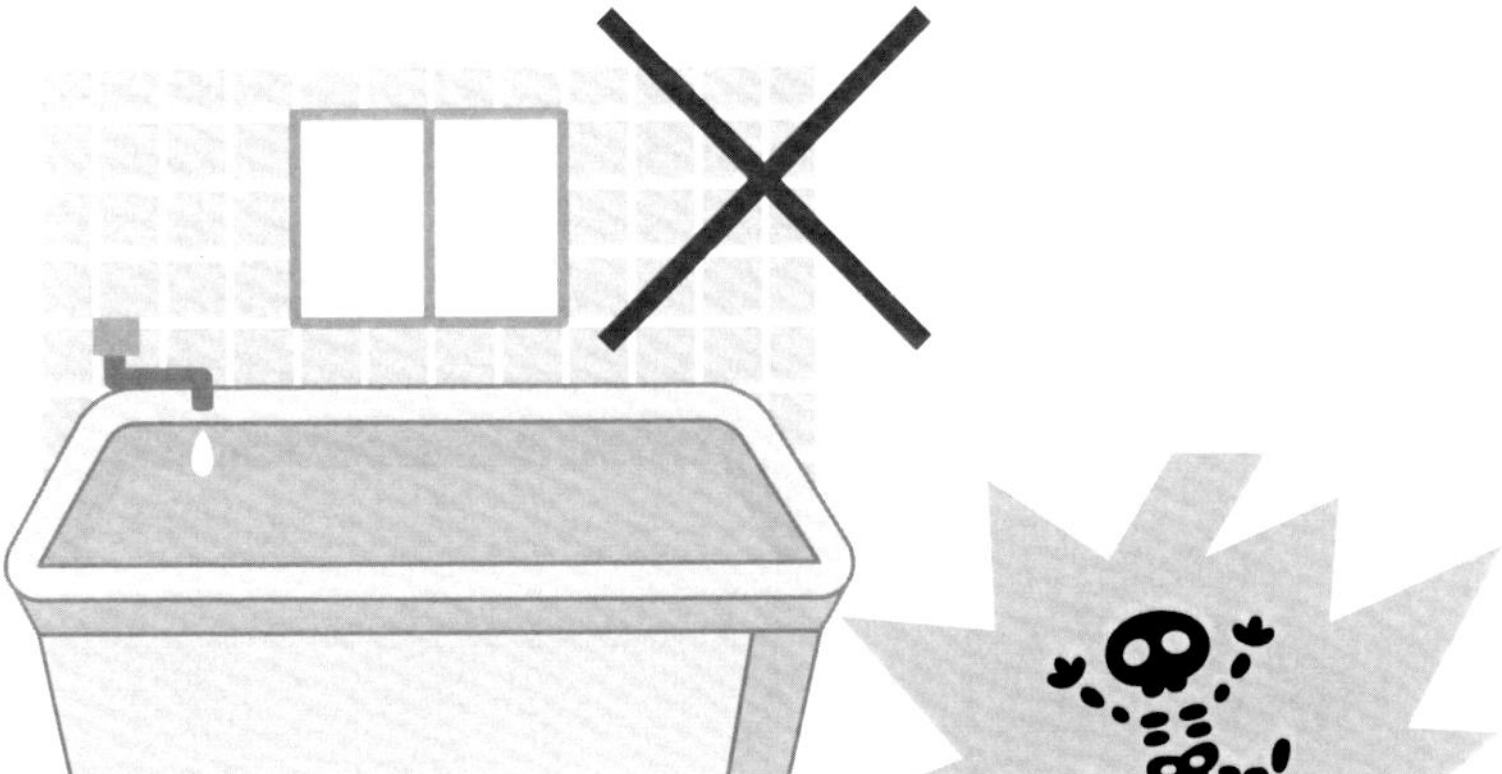

⑦歯科医院の定期検診やメインテナンスは欠かさずに

ＷＰを使っていても過信は禁物。ご自身で１００％のケアは、なかなかできません。やはりオーラルケアのプロである歯科医、歯科衛生士のチェックは欠かさずに受けてください。私の歯科医院ではＷＰを愛用されている患者さんも、３～６カ月ごとに歯と歯茎のメインテナンスのために来院していただいています。患者さんご自身ではしっかりケアしたつもりでもプラークが残っていたり、歯石も付いたりします。また茶渋も付くので汚れ落としをしています。

以上で、使い方のポイントは終わりです。私自身、ＷＰを使い始めて50年近くになります。使い始めたときから、とくに使用後の爽快感がとても気に入り、また他人の口臭が気になるようになり、手放せなくなりました。登山を除く短い出張や旅行にも、必ず携帯用のＷＰを持っていきます。歯磨き剤、洗口剤にはない爽快感と安心感は、口腔ケアの最良のパートナーです。

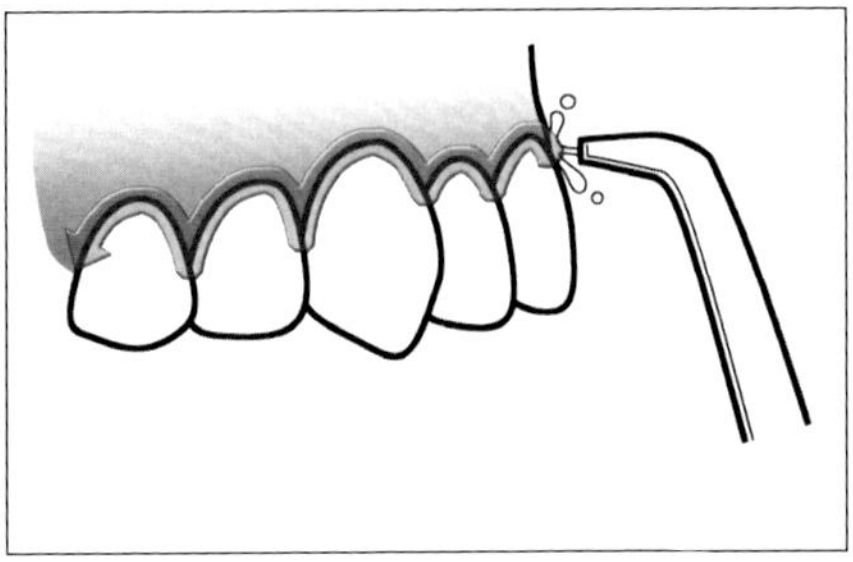
ウォーターピックの使い方のよい例

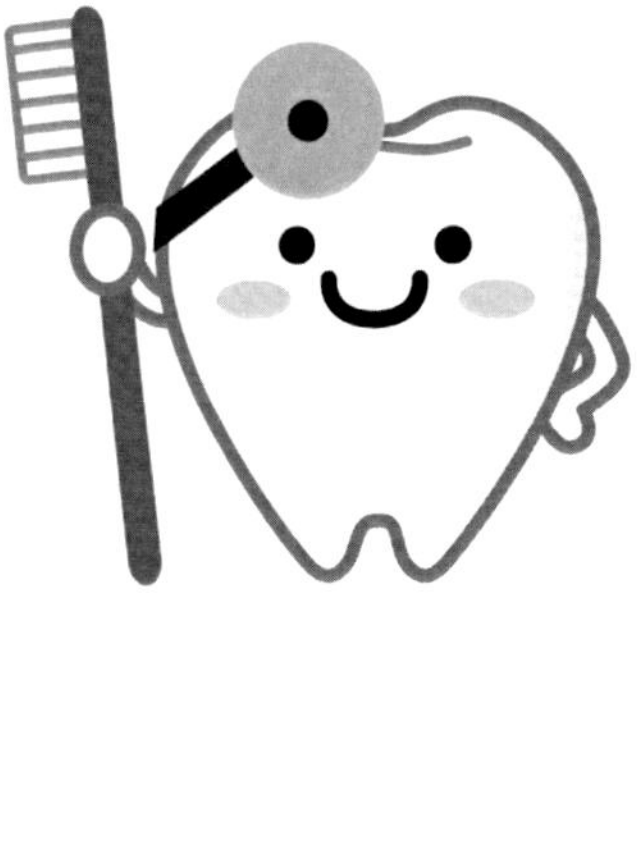

避けたいケース

WPの水圧はかなり強いため、以下のようなときは使用を避けてください。

●インプラント手術を受けたあとの4ヵ月間

●再生療法を兼ねた歯周外科処置を受けたあとの6ヵ月間

●抜歯して1ヵ月後までの創傷付近

●歯の移植後の4ヵ月間（第7章参照）

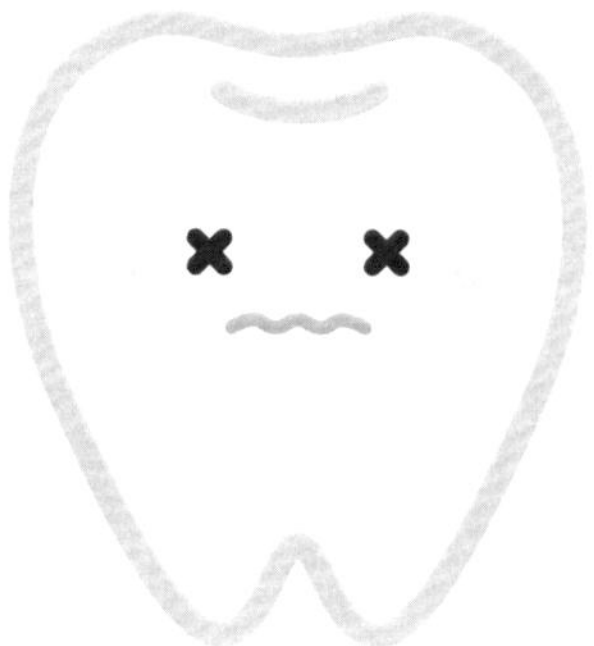

コラム

ウォーターピックの使用を

この期間の創傷付近は、1週間後から軟らかめの歯ブラシの対応になります。また洗口剤も使います。歯肉縁上のプラークは、除去してもらいます。

この期間が過ぎたら、WPを使ってください。私の歯科医院では、インプラント治療を受けた患者さんには必ず使うようお伝えしています。インプラントのトラブルの70％はインプラント周囲炎、いわゆるインプラントの歯周病です（第1章コラム参照）。これを未然に防ぐためにも、WPは必需品なのです。

ウォーターピックを

大切なポイントなので念を押して繰り返しますが、ＷＰは歯肉溝をケアできる唯一のツールです。したがって子どもの歯周病菌定着防止にも最適です。

最近の研究で、永久歯が生え始める6歳頃から、永久歯に生え揃う18歳頃までに、歯周病菌の定着が起こることが分かってきたのです。

つまり子どもの年代は歯周病対策において分岐点となる大切な時期であり、このタイミングで対策をしっかり行なって定着を阻めば、将来の歯周病のリスクを大幅に軽減できるのです。早めにＷＰへの挑戦をおすすめします。

コラム

お子さまの歯周病予防にも

6歳ぐらいまでは、まだ子ども自身では操作できないでしょう。中学生になるとほぼ乳歯がなくなり永久歯に替わってきます。ここでまた新たな永久歯の歯肉溝が出来上がります。この歯肉溝は歯がある限りなくなることはなく、さらに若年者でも歯肉溝から歯周ポケットに変化していくこともあります。したがって乳歯がなくなって永久歯になり、新しい歯肉溝ができる頃から使うのが理想と思われます。できれば12〜13歳頃には使いたいものです。水圧は10㎝離して水垢が取れる程度の弱めから慣らしてください。全歯で600㎖のぬるま湯から始めてください。子どもは慣れるとすぐに上手になるでしょう。

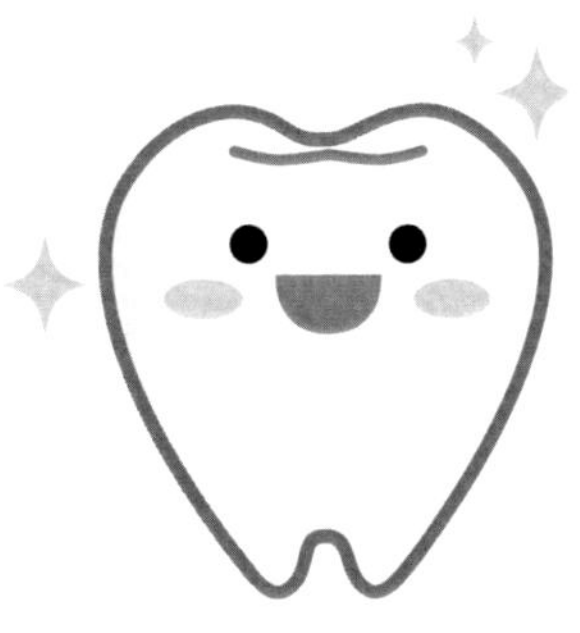

コラム

入院中も爽快感のある口腔ケア

近年は、医科から入院前、手術前に口腔ケアの依頼があるようになりました。それはもちろん口の中の細菌とくに歯周病菌が多いと、手術にも術後の経過にも悪い影響があるからです。しかし入院生活が長引くこともあり、しっかりした口腔ケアが必要になります。やはり短時間で能率のよいセルフケアです。

自院の患者さんは音波式電動歯ブラシとＷＰを使っている方が多く、入院時に電動歯ブラシは使えたのですが、ＷＰは使えなかったと報告があります。その理由は音がうるさいからのようです。しかし歯周病菌が棲む歯肉溝・歯周ポケットのケアはＷＰでしかできません。音に影響されない洗面所や、ＷＰの消音タイプが望まれます。

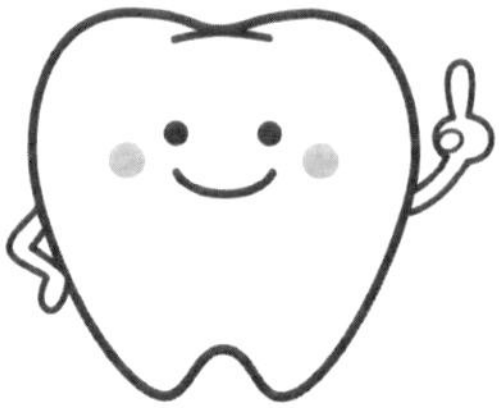

第6章
これからは電動歯ブラシで楽々ケア

◆高速振動でプラークを除去

私の歯科医院では、ウォーターピック（WP）とともにおすすめしているのが「音波式電動歯ブラシ」です。この2つを組み合わせたオーラルケアが、現時点ではベストな選択肢であると、自信を持って言うことができます（第5章Part1参照）。プラークを取るためにブラッシングをするのですが、個人により技量が違い、ブラッシング指導を1カ月、2カ月と続けてもプラークが残り、上達しない方もいます。私はそのような方には以前から電動歯ブラシをすすめていました。

個人の習慣、くせ、技量は、1年も経つと元に戻り、なかなか変わるものではなく、早めに変えることができるのは、電動歯ブラシです。また、小学校の歯ブラシ指導も以前から電動歯ブラシのお話をと思ってはいるのですが、家庭環境の違いから養護教員からも時期尚早ではないかと言われ、まだ実現はしていません。しかしこれからは子どもから老人まで電動歯ブラシの時代です。

ある細菌学の教授が論文の一端に「バイオフィルム（プラーク）との熾烈な戦いは、バイオフィルムを完全に磨き落とす１００％歯磨き指導に始まった。バイオフィルム染色の後、厳しい指導を受ける。それも来院時には必ず。１０００本ノックの如き試練に脱落する患者も少なくなかった。」とプラークコントロールを冗談めいて書いていています。

１０００本ノックは止めにして本書でお分かりのように、これからは短時間で能率のよい音波式電動歯ブラシに切り換えていきましょう。

◆電動歯ブラシは進化している

以前の電動歯ブラシは、単純な縦磨きか横磨きしかできなかったのですが、それでも手用歯ブラシに比べると勝手に動いてくれるだけ、プラーク除去率は上がり、より早く楽でした。しかし、毛先で擦る動作でしたので手用歯ブラシと同じように使うと、よりオーバーブラッシングになりやすいこともありました。しかし最新の電動歯ブラシは、そのオーバーブラッシングを回避するため大幅な進化をとげています。手用歯ブラシでは到底不可能な細かな振動でプラーク除去をしてくれます。例えば矯正装置(ワイヤーや、ワイヤーを留めるブラケット)が入ると、手用歯ブラシでは細かく動かす動作ができないので、虫歯や歯周病のリスクが出てきます。しかし「音波式電動歯ブラシ」は、矯正装置に邪魔されることなくプラークに届き除去してくれます。さらにＷＰの併用でそのリスクは回避されます。

◆電動歯ブラシの選び方

私が推奨するのは「音波式電動歯ブラシ」です。一定の動きが得られる充電式がよく、乾電池はおすすめできません。ブラシは軟らかめを選びます。スイッチは強弱程度で、切り替えのリズムの変化までは必要ありません。

「超音波式電動歯ブラシ」は、ブラシの毛の動きはほとんどなく、手用歯ブラシのように自分自身の手で動かす必要があります。「超」が付くと気をそそられますが、全くおすすめできません。

「ツイスト回転式電動歯ブラシ」は、毛で擦る動作ですので、歯茎を傷めやすく歯間にも入らずトゥースピック法には向いていません。矯正装置が入っている方も使えません。しかしブラッシングの技量の低い方、忙しくせっかちな方には向いているかもしれません。

◆「トゥースピック法」に向いている音波式電動歯ブラシ

音波式電動歯ブラシを使いこなすには、ちょっとしたコツが必要です。最初は振動に違和感を覚えるかもしれませんが、1〜2週間で慣れてくるでしょう。

歯ブラシが自動で動いてくれるので、毛先を歯面に当てて角度と加圧の強さを変え、毛先を歯茎方向の逆、歯冠方向45度ぐらいにします。毛先を歯冠方向にすることで歯間に入るようになり、歯茎を傷めず歯間ブラシの役割を果たしてくれます。こうして1歯ずつ、ゆっくり移動させていきます。

手用歯ブラシでは歯間に入れたり出したりが難しいトゥースピック法（第3章コラム参照）も、音波式電動歯ブラシなら難なく行なうことができます。

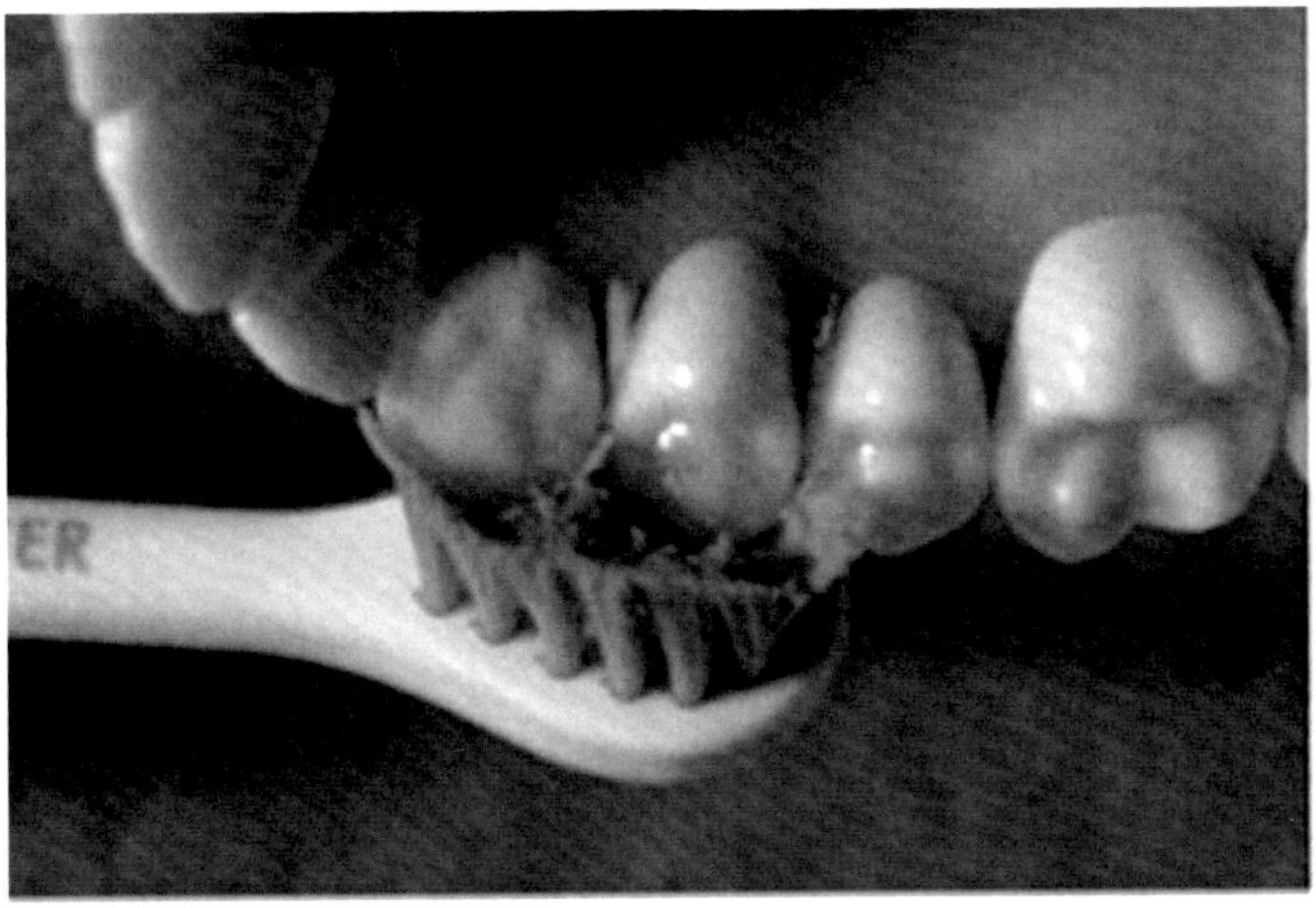

音波式電動歯ブラシを使うコツ

毛先を歯面に当てて角度と加圧の強さを変え、毛先を歯茎方向の逆、歯冠方向45度ぐらいにします。毛先を歯冠方向にすることで歯間に入るようになり、歯茎を傷めず歯間ブラシの役割を果たしてくれます（口絵⑦をご覧ください）。

◆歯と歯茎のケアは適材適所で行なう

音波式電動歯ブラシでも大臼歯（奥歯）の歯間の奥までは、なかなか清掃できません。とくに内側からは毛先も入りにくくなるので、そこはＷＰの出番です。すべてをひとつのツールに頼るのでなく、

「歯」＝「音波式電動歯ブラシ」
「歯茎」「歯頸部」「歯間」「歯肉溝」＝「ウォーターピック」

と適材適所で使い分けることが大切です。

◆お子さまの歯磨きにも電動歯ブラシを

音波式電動歯ブラシは、親離れ、即ち自分で磨くようになる時期から使うことができます。親が仕上げ磨き等に使っていれば子どもも振動に慣れ、違和感なく使い始めるでしょう。とくに6歳前後で顔を出し生えてくる永久歯（第1大臼歯）は噛む面の溝が深く汚れやすく虫歯になりやすいので、毛先をワンタフトブラシに取り替えてケアしてあげると効果的です。自分で磨くようになるのは、小学3〜4年生頃かと思われますが、プラークを染め出してみると大方の子どもは、かなりの磨き残しがあります。勝手に動いてくれる音波式電動歯ブラシは、プラーク除去率を大幅に上げてくれるでしょう。でもフロスは必ず使わなくてはいけません。また時々の染め出しチェック、親（保護者）の管理が必要です（第3章）。

なかにはおもしろがって使う子どももいますが、ブラッシング時間を2分以内に終えるように練習してください。振動でも長時間使い過ぎると(ダラダラ磨き)、オーバーブラッシングになる危険性があります。

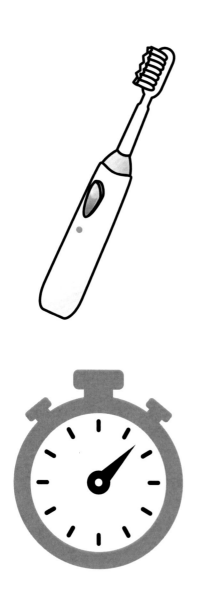

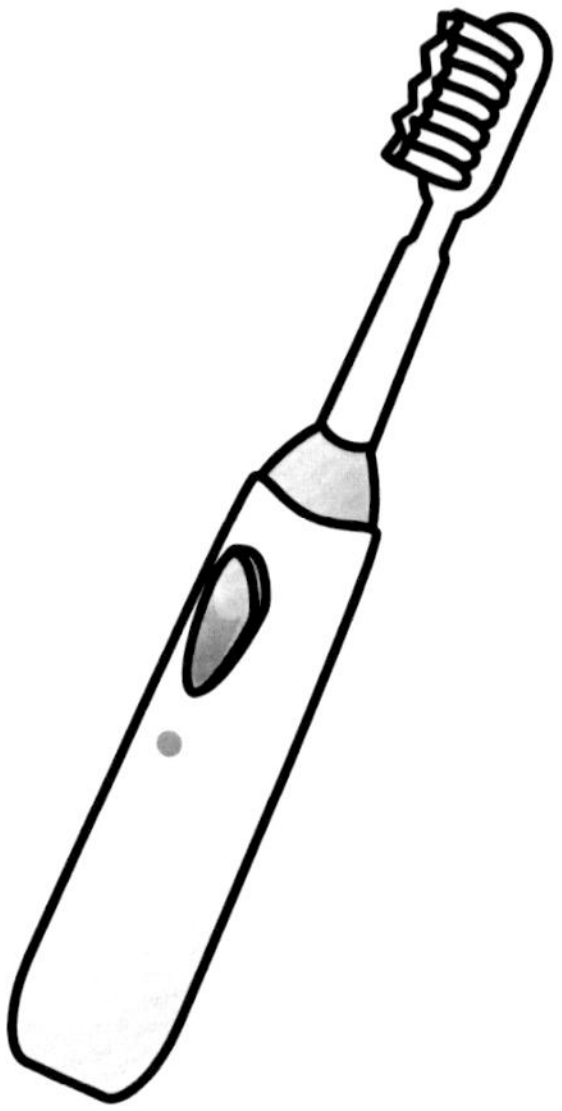

◆高齢者こそ音波式電動歯ブラシ

音波式電動歯ブラシは、できるだけ若い頃から使うことをおすすめします。加齢とともにブラッシングは大変な苦労になります。電動特有の使い心地に早いうちから慣れ親しんでください。高齢者にすすめると振動を嫌い、全く受け入れてくれない方がいます。

しかし高齢者の歯間は歯茎が下がり大きく開いている方が多く診られます。根面カリエスのリスクが非常に高くなっています。また第5章Ｐａｒｔ２でも取り上げた、ＷＰの効果が出にくい状態ですので、トゥースピック法のケアが必要です。音波式電動歯ブラシを早いうちから使うことと慣れようとする努力も必要です。

◆時間は2分以内を意識して技量向上を

手用歯ブラシから音波式電動歯ブラシに替える方も、最初はプラークの染め出しを行なって歯ブラシの性能とご自身の歯磨きの技量をチェックしてください。歯ブラシは軟らかめを選び、ブラッシングの時間は2分以内を意識してWPも併用することで磨き残しもカバーしてくれます。技量が上がればブラッシングにかける時間もさらに短くなり、歯と歯茎に与えるダメージも最小限に食い止めることが可能になります。第3章のオーバーブラッシングにならない、「時短ブラッシング」のコツを参考にどうぞ！

電動歯ブラシは、これからますます使いやすく進化し、よい製品が次々に発売されるでしょう。〝電動歯ブラシ〟が、人生100年時代のオーラルケアの新しい常識になります。

第7章
親知らずを使って
創造的治療の
歯の移植

◆歯の欠損部に最もすすめたい治療法

歯は虫歯、歯周病、外傷などでなくなります。前歯から臼歯まで起こり得ますが、口腔ケアが難しく咀嚼《そしゃく》（食べ物を噛む行為）の負担が大きい大臼歯からなくなる方がほとんどです。でも咬合《こうごう》に関与していない親知らず（第3大臼歯）があると、その歯をドナー歯（移植歯）として歯のなくなった欠損部に移植することができます。

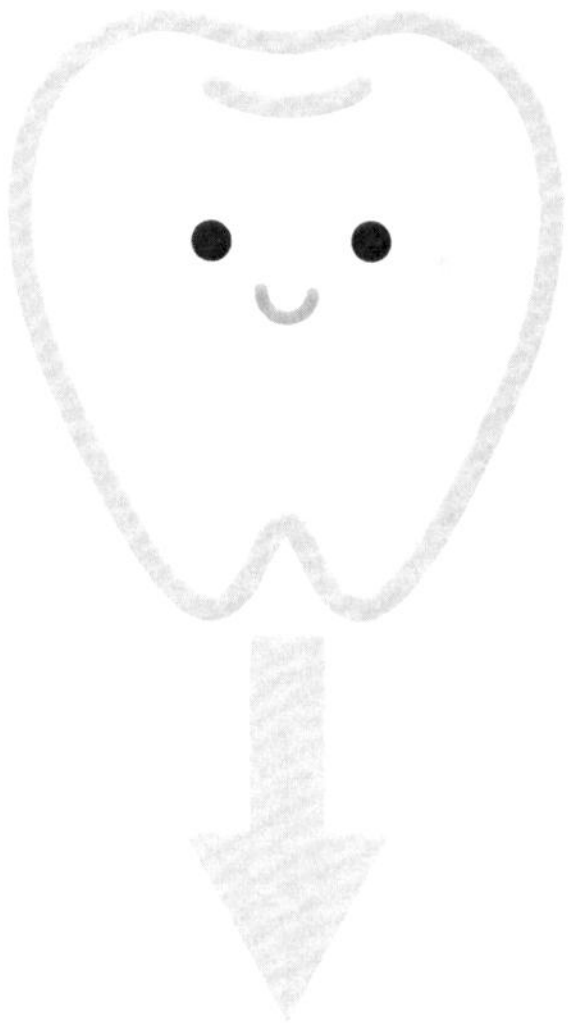

歯の移植は紀元前のミイラからも見つかっています。これは来世で困らないようにと、死後の埋葬時に他人の歯を入れたようですが、それほどに歯の大切さを実感していたことの表れでもあります。私自身50歳のときに歯が割れ、抜歯となり、娘の親知らずを移植歯（ドナー歯）としてもらいました。結局18年使って現在はインプラントになってしまいました。この場合は「他家移植」と言います。他家移植は免疫抑制剤を使うわけではないので、経過はあまりよくありません。でも20年以上使っている患者さんもいます。これはまれな例で、これからお話するのは「自家移植」についてです。

◆自家移植は素晴らしい

歯の欠損部の治療を計画するとき、第一選択として私が考えるのは歯の自家移植です。インプラント治療も創造的治療法ですが、歯の自家移植にはかないません。一本の歯を失ったときの治療法として、一般的な治療では残りの歯を利用してバネで支える取り外し式の「入れ歯（義歯）」か、既存の歯を削り、その歯を土台として橋を渡す固定式の「ブリッジ」になります。これらは既存の歯に負担をかけるため破壊的な治療法になり、歯のなくなる原因を作っているのです。人生１００年を目指す治療ではありません。これに対し既存の歯には負担をかけず、歯の欠損部の治療ができる歯の移植治療や、インプラント治療は「創造的治療法」と私は位置付けています。でもインプラント治療は、骨の発育成長が止まる20歳ごろからでないと行なえません。それはインプラント周囲の骨の成長を止めるからです。しかし移植歯は違います。

またインプラントは賛否両論があるものの、自分の歯とは数えられません。しかし移植歯は自分の歯です。

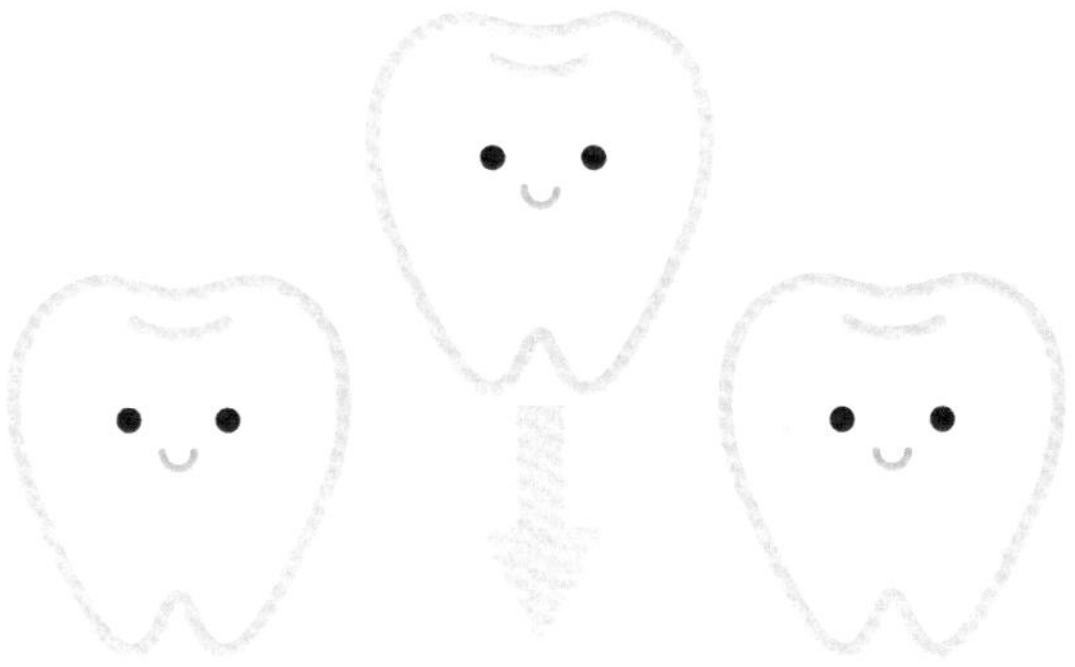

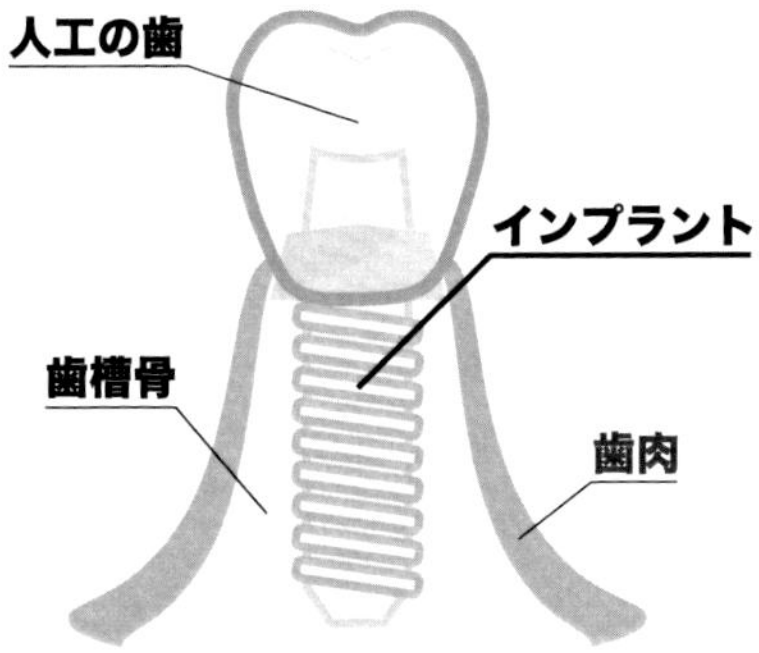

◆歯の移植は最も優れた創造的治療法

　歯の移植は歯根膜があることで骨の成長を止めることはありません。ですから若年者にも行なえます。さらに噛む力を感知してくれますし、歯周病菌に対する防御機構も備わってきます。

　１９７０年ごろから日本でも歯の移植は行なわれるようになりました。またその治療法と機能と安全性が認められるようになり、保険診療でも認可されるようになりました。でも自家移植ですので条件が限られます。まずドナー歯が存在すること。主に親知らずがドナー歯になりますので、ない方もいます。レシピエントサイト（移植床）に適合しない場合もあります。私の症例では14～72歳までの患者さんに行なっていますが、自家移植は拒否反応を起こしません。感染などの可能性はありますが、ほぼよい経過を取り、既存の歯のようになります。

◆根未完成歯は最高のドナー歯

歯は頭から根に向かって成長していきます。14〜20歳までの親知らずは根の部分が完成していないので、活力があり最高の条件になります。それは歯の中の歯髄（神経、血管）が生着し歯根も完成するからです。さらに歯の根の周りにある歯根膜の活性が高く、ドナー歯の周りの骨の再生を促し既存の歯のように生着します。これはインプラントよりはるかに早く機能して、軟らかい食べ物でしたら2カ月ほどで噛めるようになります。

例えば第2乳臼歯（乳歯の一番奥の歯）の後続の第2小臼歯（永久歯）が、先天的に欠損している方が比較的多く診られます。一般的に乳臼歯は12歳前後で抜け替わるのですが、後続永久歯がないと乳歯は抜け替わらずいつまでも咬合（噛み合わせ）に参加しているのです。しかし乳歯は弱くそのうちにはリタイヤします。この場合17歳前後に親知らずのドナー歯があると、最もよい条件の歯の移植ができることになります。

写真は17歳の女性で左上の第1大臼歯の歯髄炎の歯を抜歯した後、同側上の埋伏の親知らずを移植した症例です。ドナー歯は根未完成歯のため生着もよく、既存の歯と形態もほぼ一緒で、２ヵ月ほどで軟らかい物でしたら咀嚼も可能になりました。歯の中の歯髄も生着して既存の歯と変わりなく、学校の歯科健診でも移植歯とは気が付かないと思います。

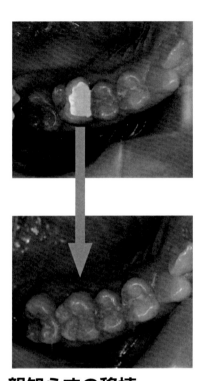

親知らずの移植

口絵⑧をご覧ください。

◆凍結保存できるドナー歯

また不要になった親知らずや、矯正で余分な歯を抜くときなどは、ドナー歯として凍結保存をしてくれる「ティースバンク」があります。将来、何らかの理由で歯をなくした場合の備えとして、凍結して取って置くことができるのです。

◆移植後の移植歯のケア

またケアに関しては、歯ブラシは術後1週間目頃から軽く行ない、2カ月ぐらいで普通のブラッシングができるようになります。WPに関してはドナー歯に当てないようにし、他の部位へは慎重に使います。間違って当てると感染を引き起こす可能性があります。4カ月を過ぎると、弱い水圧から使うようにして、6カ月経つとドナー歯周囲組織の再生もほぼ完成し、他の歯と変わらないケアができます。ドナー歯は既存の歯と変わらず使える歯です。歯の数が元に戻ることにもなります。

第8章
自分の歯で最後まで充実した人生を！

◆正しいセルフケアが歯の残存率をアップ

テレビを観ているときは歯科医という立場上、つい出演者の口に視線が行ってしまいます。しゃべっているときの歯と歯茎を観ながら、この方の口臭は大丈夫かな？と気になることが多いのです。またある女優さんがオーラルケアの話になったとき、歯間ブラシまで使って時間をかけてブラッシングしているとおっしゃっていました。本当にそれでよいのですか？　と、思わずテレビの画面に向かって問いかけてしまいました。本書をお読みいただいた方ならお分かりの通り、オーバーブラッシングが心配になったのです。

「８０２０《ハチマルニーマル》運動」が実を結び、歯の残存率が高まりました。歯が丈夫な高齢者には健康な方が多いと、誰もが感じているのではないでしょうか。またご自身も、そのように自覚していることでしょう。こうした方は丈夫な歯に感謝し、セルフケアを怠らず、定期的に歯科医院にメインテナンスに通っています。そして「孫や家族と一緒に、美味しいものを何でも食べに行っています！」と喜びを語ってくださいます。

しかし一方で、高齢者の残存歯は根の歯質が露出し、楔状欠損になっている所見が多く診られます。この原因は言うまでもなく、オーバーブラッシングです。さらに歯茎の退縮と、歯周病による歯槽骨の吸収（骨が溶けて減ってしまうこと）です。このようなオーラルフレイルの状態にあっても、セルフケア次第で症状の進行を食い止め、残存歯を使用可能な歯として温存できます（42ページのコラムと口絵⑩を参照してください）。

でもセルフケアができなくなると一気に歯が汚れてしまい、歯の数だけリスクを抱え込むことになります。歯根部の歯質は酸に弱いため虫歯になりやすく、また、歯周病が悪化すると歯茎が腫れて排膿も起きます。こうした口のトラブルが引き金となって糖尿病、脳卒中、心筋梗塞、誤嚥性肺炎、ガンといった生命にかかわる病気になるリスクも高まります。こうなるとむしろ総入れ歯にしたほうがセルフケアしやすく、ご本人にとってもさまざまなリスクが減るということになります。

歯の喪失は大臼歯から始まり、徐々に前歯部におよぶケースが多いようです。その理由は歯間部のセルフケアが難しいうえに、咬合圧の過酷な条件に置かれ、鏡の前でのチェックも困難なことです。実際に臼歯部に何らかの異変を感じてから、つまりかなり症状が進行してから来院される方がほとんど。自覚症状が出てからでは、相当手遅れの状態です。

◆自分の歯と歯茎をよく見てみましょう

貴方は今何歳ですか？　歯は何本ありますか？　歯の状態はいかがですか？　歯を安全快適に使えていますか？　歯周病は30歳前後から急増し、40歳以上では80％が罹っています。

「口腔ケアはしているが、やはり何かおかしい」、「起床後の口腔内に違和感がある」、「口臭もある」と感じている方は、多いのではないでしょうか。ですから歯磨き剤を変えたり、洗口剤を使用したり、いろいろ試行錯誤しているのでしょう。しかしこれらの方法でいくら頑張っても、歯肉溝または歯周ポケットのケアは不可能です。だからこそ、ウォーターピックが必需品なのです。

「電動歯ブラシはあるけど、時間がないので手磨きをしています」という方もいらっしゃいます。これももったいない話です。同じ時間を費やして磨くなら、電動のほうがはるかにプラーク除去率は高くなります。是非とも面倒がらず、使うのに慣れてください。

「ながら磨き」のリスクも本書で指摘した通りですが、この習慣から抜け出せない方もいらっしゃいます。生活リズムに乗って行なっている方には、無理に「止めなさい！」とは言いませんが、オーバーブラッシングだけは十分に気をつけていただきたいと思います。

◆元には戻らない疾患だからこそ「予防」を

また最近は、永久歯が生え始める6歳頃から生え揃う18歳頃までに、歯周病菌の定着が起こることが分かってきました。この時期に歯肉溝対策のケアをしっかり行なって定着を阻めば、将来の歯周病のリスクを大幅に軽減できます。また、この年代の永久歯は石灰化が途中の未成熟な状態なので、虫歯にならないためのケアも必要です。

歯のトラブルが起きては、勉強にも仕事にも集中できません。若い方には、これからの人生を大いに活躍していただきたいと、誰もが願っています。もちろん、これから第二の人生を楽しもうという50代、60代シニアの方も同様です。そのためにも、能率のよい口腔ケアを実践していただきたい。そんな願いを込めて、本書の出版に至りました。

歯の疾患は元には回復しない不可逆的疾患です。感染症でもカゼは治ります。しかし、細菌に侵された感染症の虫歯は元に戻りません。歯周病による骨吸収、歯茎退縮も元には戻りません。骨折は元に戻ります。しかし歯の破折は元には戻りません。このように歯の疾患は再生してこないのです。

口の中の細菌は、まだまだ得体のしれない細菌がいっぱいいます。複雑な隙間だらけの口の中から、細菌を排除しなくてはいけません。どんなに頑張っても残念ながら自分自身の努力だけでは限界があり、歯の疾患を防ぐことはできません。「私は病気したことない！」とおっしゃる方も、歯科検診と口腔内のクリーニングは絶対に必要なのです。歯は生えたときから予防に徹しなくてはいけません。これは保護者、歯科医、歯科衛生士、学校、国を挙げて行なって初めて防げる疾患です。不可逆的疾患ですから「予防」が一番大切なのです。

◆「ウォーターピック」と「音波式電動歯ブラシ」がもたらす未来

我が国で40代の歯周病が80％を超えている現状は、21世紀に入っても変わっていません。高齢者が増加している現在、歯周病罹患者も減るどころかますます増えています。口腔衛生意識が高まっているにも関わらず、全く歯周病予防対策ができていないことになります。

なぜなのでしょうか？　もうお分かりになると思いますがブラシ類では歯周病は防げないのです。でもこの本をご理解してくれた方は是非ＷＰを使っていただきたいと思います。13～17歳頃から使い出した方は歯周病とは縁がなくなるでしょう。またそれ以後の年代の方も現在の口腔状況を維持してくれるのではないでしょうか。歯周病罹患率も大幅に減少すると思います。歯周病は定期検診とクリーニングを受け、自分自身の管理で予防できる疾患です。

歯周病予防には歯肉溝のケアが欠かせません。現在歯肉溝のケアは、ＷＰでしかできないのです。モーターでポンプを使い、水を押し出す構造は50年以上変わっていません。脈動性の高水圧洗浄器です。この機能があれば歯肉溝のケアができるのです。しかし自然災害もあり、避難先などのいろいろな場所、条件下でも歯ブラシと同じように使えるＷＰが必要です。電源を使わない水鉄砲のような、また空気圧を利用するＷＰ、携帯に軽くて山の中でも使える、また音が静かなＷＰを開発していただきたい。これに挑戦し開発してくれる企業は将来明るいと思います。歯周病予防にはＷＰは必需品なのです。

一方虫歯は、親（保護者）の管理が最も大切になります。それも小学生までは、仕上げ磨きをしてください。第2章で述べたように親(保護者)、家庭環境、食習慣、学校、行政、そして歯科医が関与しないと防げない病気なのです。

さらにトゥースウエアも起きます。10代にして強い咬耗も診られます。私自身あまり注視していなかったことを反省しています。注視することで若いうちからトゥースウエアがとても多いことが分かりました。本人の自覚は全くないのですが、人生100年時代には、歯の保護が大事です。

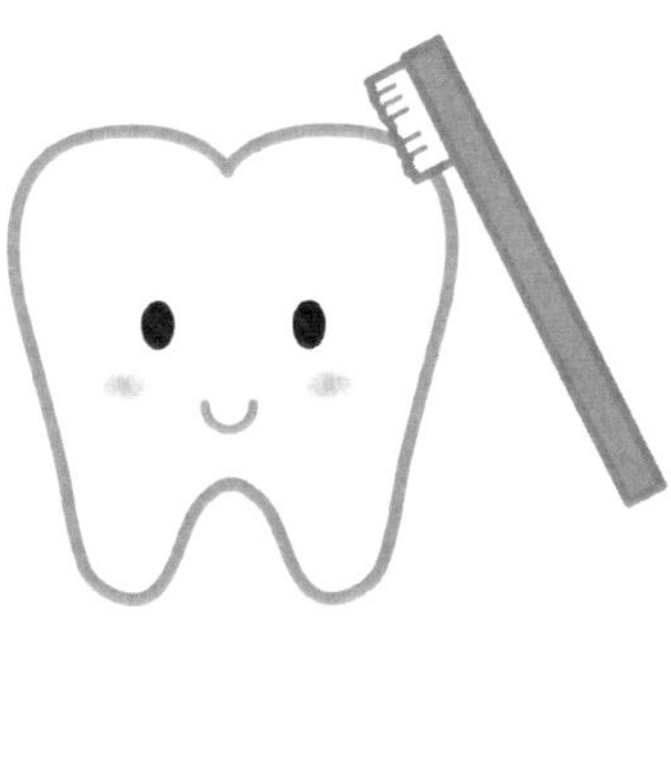

ウォーターピックと音波式電動歯ブラシを取り入れることで、これまで以上に能率的に、短時間で、虫歯や歯周病予防に効果的なオーラルセルフケアが可能になります。それが人生１００年時代を楽しく健康的に生き、最後まで充実した人生、少子高齢化時代を支える生涯現役の第一歩になるでしょう。

患者さんと向き合って45年以上になりました。いろいろなことを患者さんから教えてもらいました。本書も患者さんから教えてもらったことばかりです。永久歯が生え揃った18歳ぐらいから、80年以上使えるようにする口腔ケアを実践してください。

本書で紹介したことが、少しでも皆さまのお役に立てば幸いです。

口腔ケア

●用語集

【あ行】

インプラント周囲炎

インプラント周囲溝に入り込んだ細菌が、骨にまで炎症を与えるようになった状態。歯周病菌とほぼ同じ菌と言われている。

インプラント周囲溝

インプラントは骨とは着くが、歯茎とは着かない。この着かない部分の溝を指す。

オーバーブラッシング

歯ブラシによる過度なブラッシング。

親離れ

歯科で使う場合は、歯ブラシを自分ですると言い出す年代。あるいは親にさせなくなる年代。

オーラルセルフケア
自分自身で行なう口の中の手入れ。

オーラルフレイル
口腔機能の低下。口に関する些細な衰えが心身に影響を及ぼす状態。

【か行】

楔（くさび）状欠損
歯ブラシを横に擦る習慣で、歯と歯茎の境目にできる歯が摩耗したくぼみ。

嫌気性菌（けんきせいきん）
口腔内細菌は主に空気を嫌う菌（嫌気性菌）で、特に歯周病菌は空気内では生きられない。

咬合面（こうごうめん）
臼歯の噛み合う面。

根面カリエス
歯茎が下がり、酸に弱い根の歯質（セメント質・象牙質）が露出することにより、虫歯になりやすい。

【さ行】

再石灰化
虫歯菌の出す酸や食品の酸により、溶けだしたカルシウムが唾液中のカルシウムイオンで再び歯の表面に沈着する。

仕上げ磨き
歯科で使う場合は、子どもがする歯ブラシだけでは磨き残しが多いので、親（保護者）が最後に丁寧に歯ブラシをする行為。

歯頸部（しけいぶ）
歯と歯茎の境目。

歯間乳頭
歯と歯の間の突出した歯茎。

歯周ポケット
歯と歯茎の隙間が4～5㎜と深くなった病的な状態。

歯石
プラークが死んで重なり合って唾液により石灰化され、この繰り返しにより大きく育つ。歯ブラシでは取れない。

歯肉縁下プラーク
歯と歯茎の境目より歯肉溝、歯周ポケットに入り込んだプラーク。

歯肉縁上プラーク
歯と歯茎の境目より歯冠部分に着いたプラーク。

歯肉溝

歯と歯茎の構造上の隙間、１～３㎜程度。

周波条（しゅうはじょう）

エナメル質の成長過程でエナメル質の表面が浅くくぼみ、このくぼみが連なって歯の表面に多数の溝をつくる。これが周波条となって現れること。

石灰化

エナメル質はカルシウムの沈着を受け、硬く出来上がっていく。

染め出し

プラークを染め出すことで、赤く染まり磨けていない所が分かる。食紅等を使い錠剤と液体が市販されている。歯科医院で手に入る。

【た行】

脱灰（だっかい）
歯の無機質のカルシウムやリンが、虫歯菌の産生する酸や酸性食品によって溶かされる状態。

中心結節
歯の咬合面の中央にできる発達した円錐状突起で、折れやすく、歯髄のある場合は、壊死を起こし後に腫れる原因になる。

トゥースウエア（Tooth Wear）
摩耗、咬耗、酸蝕、小破折といった歯がすり減り、歯の硬組織が長期間かけて徐々に消失する現象。

トゥースピック法
ブラッシング方法のひとつで、歯茎方向45度ではなく逆の歯冠方向45度で歯ブラシを当て歯間に入れるようにして細かく動かし、プラークを除去する方法。歯茎には優しいブラッシング法。

【な行】

ナイトガード

寝ているときに歯ぎしりや、強い噛みしめで歯の咬耗を防ぐために使う。

ながら磨き

ブラッシングの時間を10分以上かけてマッサージとプラークコントロールをするため、負担軽減でテレビを見ながら、新聞を読みながら、お風呂に入りながらと何かをしながら片手間に歯ブラシをする行為。

【は行】

バイオフィルム

口腔内細菌が増殖し、白い塊となった粘着性の塊。プラークと同じ。

不可逆的疾患

元通りには回復しない疾患で、虫歯、歯周病も含まれる。

プラーク
バイオフィルムと同じ。デンタルプラーク、歯垢とも言う。うがいでは取れない。

【ま行】

マウスガード
主にスポーツするときに使われるが、強い外力や、強い噛みしめで、歯が折れたり、欠けたりするのを防ぐ目的でも使用する。マウスピースとも言う。

未成熟な永久歯
生えたての時期はエナメル質の石灰化が完了していないので、酸には溶解しやすい。

あとがき

日本歯科医師会のすすめる「８０２０運動」は私には不満がありました。なぜかというと、人の歯は親知らずを除くと28本です。目標が20本ということは８本もなくなっていいということです。これは何らかの義歯を入れないと咀嚼に影響が出ます。しかし運動が始まった30年前は８０２８、即ち80歳で28本はさすがに目標が高すぎたのでしょう。でも人生１００年時代には80歳で28本をクリアしないと、残り20年間で20本を維持するのは非常に難しくなります。でも自院にメインテナンスに来院する患者さんで、ＷＰを毎日使ってくれている患者さんを診ると、変わらず安定したキレイな口腔内です。こんな方とは「１００歳まで行けるな！」の会話になります。

ウォーターピック（ＷＰ）が日本に入ってきた50年ほど前には非常に話題になった商品でした。東京でアパート暮らしをしている私に歯科医の親父が買ってくれました。あの当時は、使い方の詳しい説明書は入っていなかったと思います（今

あとがき

でも入っていないのですが）。でも食片が歯に挟まると使い、また爽快感があるので使っていたように記憶しています。私自身もＷＰはその程度の物と捉えていたようです。しかし使い続けるうちにいろいろなことが分かってきました。それは本書で述べたとおりです。

大学卒業後、インプラントに出合うようになりました。当時は、サファイヤインプラントやブレードタイプ（薄い板状の）のインプラントです。講師の先生からも「ＷＰも使い口腔ケアをしてください。」と教えられました。以前から使い続けている私には何の抵抗もなく患者さんにもすすめていました。当時でも１万円はしていたのではと思います。歯ブラシに比べてはるかに高価なものでした。その後、歯槽骨としっかり着くタイプのインプラントが出て、一層インプラント治療も盛んになりました。今では欠損歯に対するインプラント治療は最もよい治療法と位置付けられたようです。

インプラント治療法も周知され、インプラント治療を受ける患者さんも多くなりました。しかしインプラントのトラブルも多くなってきています。本書にも取り上げたように、その筆頭に上がるのがインプラントの歯周病です。インプラント学会では「この原因は残存歯に歯周病の歯があるから感染を起こします。まず歯周病の治療をしっかり終えてからインプラント治療に進みなさい。またプラークの付着を限りなく0％に近づけ、少なくとも10％にまでプラークコントロールしなさい。」と言い、歯周病学会では「歯周病専門医がインプラント治療をすべきである。」「歯肉溝に相当するインプラント周囲溝をデンタルフロスでケアしてくだささい。自身でできない方は、プロフェッショナルケアを受けてください。」と言っています。本当にそれで解決するのでしょうか？「歯肉溝もインプラント周囲溝も毎日のケアが欠かされません。」と両学会でも述べていますが、では、「歯肉溝とインプラント周囲溝はこうして毎日ケアしてください。」がないのです。驚きはＷＰを推奨していないことです。

そこで私はインプラント学会では４回ほど、ＷＰの効果について発表してきました。また日本顎咬合学会やその他の学会でも、インプラントのケアに限らず、日常の口腔ケアについてＷＰの効果を発表してきました。歯周病学会はエビデンス（根拠）がないのは発表対象にはならないのです。それである程度のエビデンスを出そうと思い、大学にお願いし、歯科学生を対象にしてＷＰの使用前、使用後のデータを出し、歯周病学会で発表しようと思い立ちました。ＷＰを20台購入し準備をしていたのですが、大学の倫理委員会が学生を実験台にするのは、認められないということで、実現はしませんでした。また学会からもＷＰを使ってみようという気運は全く起きませんでした。

そこで自院の衛生士と患者さんに協力してもらい、少しのデータを集めてみました。しかしこれではエビデンスとして認められないのです。でも50年近い自身の使用感と、ＷＰを使っている患者さんからの意見と、使用感や口腔内の状態を蓄積し、そのデータを皆さんに知っていただこうと本書にしました。皆さんも是非ＷＰを使ってください。私はメーカーの宣伝をしているのではありません。どのような評価をしてくれるのか楽しみです。でも歯科医もＷＰを自身で使ってみて評価していただきたいのです。このような口腔ケアの考え方もあるかもと感じていただければ幸いです。

また今の時代の口腔ケアは「時間をかけてしっかりと歯ブラシで磨くのが正しい口腔ケアである。」と思われている方が多いようです。ともかく「磨け!磨け!」の世界なのです。それは子どもたちにもそうさせています。高校健診でも虫歯がない高校生が大変多くなりました。それは治療痕もなく、非常にキレイな口の中をしています。健診する側も楽なのです。ところが、歯茎が下がり出して根の歯質が露出し、歯も長くなっています。本書でも取り上げていますが、日本歯科医師会の学校関係の役員の先生方、また日本学校歯科医会・日本学校保健会の先生方は、今一度、若年者の口腔ケアのあり方を見直すべきではないでしょうか。「磨け!磨け!」はヤバイことになります。日本の将来を支えてくれる若者です。歯に自信を持って、世界を飛び回っていただきたい。

あとがき

この本を出すにあたって、いろいろな書籍を出している日本メタルフリー歯科学会理事長の本間憲章氏から「勉強にもなるし、よいこともあるよ！」とのアドバイスを受け、その気になり執筆を始めた次第です。真剣にしかし、のらりくらりの執筆は1年半ほどになりました。私を学生時代からよく知る本間氏が寄稿文も書いてくれました。また編集者の川尻みさきさんと編集プロダクションのEDIXからも執筆方法やその他のアドバイスを受け、ようやく本書にたどり着いたという次第です。皆さんに大変お世話になりました。ありがとうございます。

私自身も100歳までまだ25年以上もあります。好きなスキーとフライフィッシングをして、いつまでも現役で頑張りたいと思います。

令和2年10月

庄内歯科医院　院　長

庄内　晃二

【著　者】プロフィール

庄内《しょうない》　晃二《こうじ》　　札幌市　庄内歯科医院　院長

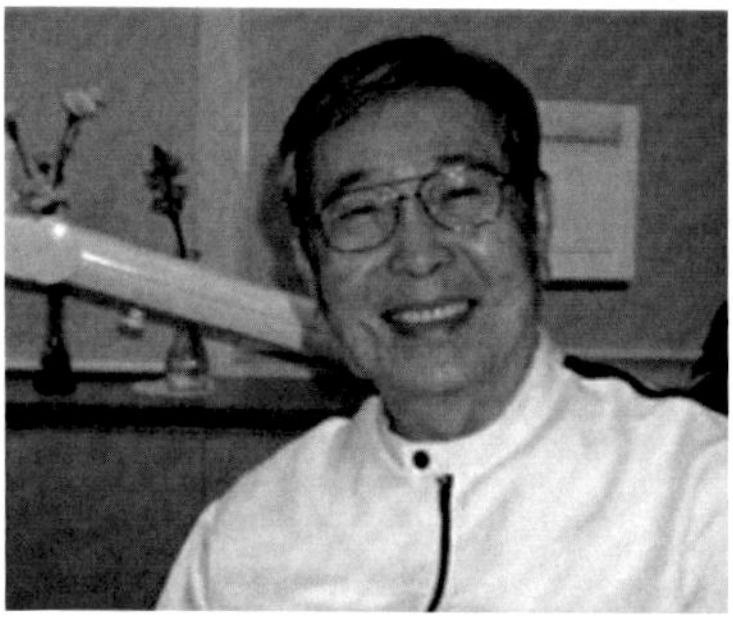
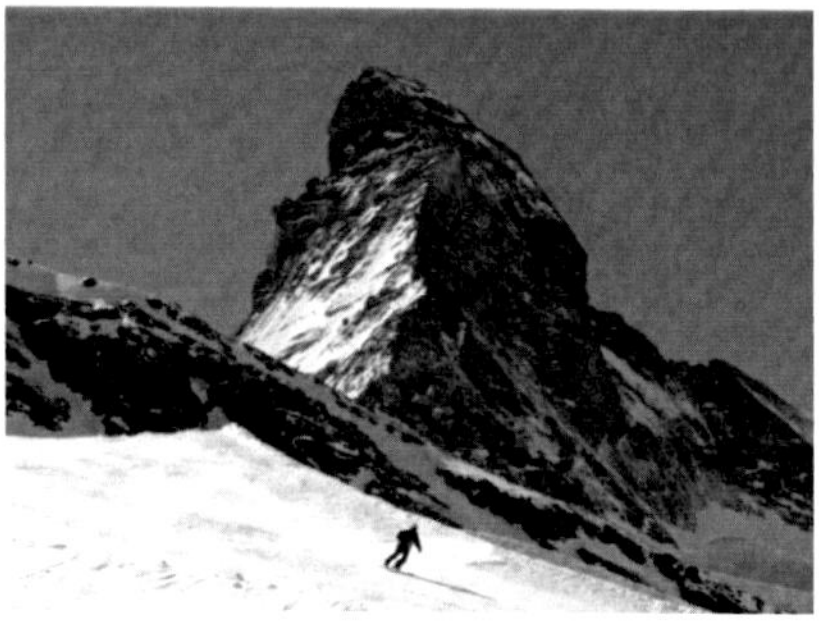

●略　歴

1946年　生年／札幌出身
1971年　日本歯科大学卒業
1975年　同口腔外科学講座大学院卒業　歯学博士

●所属学会

日本口腔外科学会（1971年〜2012年）
日本口腔科学会（1971年〜2010年）
日本口腔インプラント学会　専門医（1978年〜）
日本小児歯科学会　認定医（1978年〜2016年）
日本顎咬合学会　認定医（2005年〜）
日本メタルフリー歯科学会　認定医（2008年〜）
日本臨床歯周病学会（2013年〜）

●趣　味

スキー
フライフィッシング

●庄内歯科医院ホームページ　http://dent-shonai.com/

【参考資料】

奥田克爾『口腔内バイオフィルム　デンタルプラーク細菌との戦い』
医歯薬出版、2004年6月

山本浩正『超明解 メンテ・ザ・ペリオ』
クインテッセンス出版、2008年9月

田上順次『トゥースウエアの病態と治療指針』
一世印刷、日歯医師会誌Vol. 71 No.3 2018-6

天野敦雄『バイオフィルムを管理する予防歯科』
一世印刷、日歯医師会誌Vol. 72 No.2 2019-5

庄内晃二『オーバーブラッシングー「歯ブラシがんばろう！」は、慎重に!!―』
其水堂金井印刷、道歯会誌第69号/2014年

庄内晃二『脈動水流でインプラント周囲炎を防ごう！』
其水堂金井印刷、道歯会誌第72号/2017年

人生 100 年時代の健康長寿

新しい考え方の口腔ケア

― 生涯現役 ―

著　　者　庄内　晃二

イラスト　庄内　奈穂子、IllustrationAC

編　　集　川尻　みさき、EDIX

発 行 日　2020 年 10 月 30 日　初版発行
2020 年 11 月 15 日　二版発行

発　　行　全国編集プロダクション協会（JEPA ＝ジェパ）
〒 107-0052 東京都港区赤坂 4-13-5
赤坂オフィスハイツ 17 号室
TEL 03-6807-4151（事務局：EDIX）
jepa@edix-jp.com

発 売 元　株式会社三恵社
〒 462-0056 名古屋市北区中丸町 2 丁目 24 番地の 1
TEL 052-915-5211（代）

ISBN978-4-86693-303-0